Flora Leonie Fritsch

Living in uncertainty

Flora Leonie Fritsch

Living in uncertainty

Die Auswirkungen von chronisch entzündlichen Darmerkrankungen auf die Lebensqualität von Betroffenen

Lehrbuchverlag

Imprint
Any brand names and product names mentioned in this book are subject to trademark, brand or patent protection and are trademarks or registered trademarks of their respective holders. The use of brand names, product names, common names, trade names, product descriptions etc. even without a particular marking in this work is in no way to be construed to mean that such names may be regarded as unrestricted in respect of trademark and brand protection legislation and could thus be used by anyone.

Cover image: www.ingimage.com

Publisher:
Der Lehrbuchverlag
is a trademark of
Dodo Books Indian Ocean Ltd., member of the OmniScriptum S.R.L Publishing group
str. A.Russo 15, of. 61, Chisinau-2068, Republic of Moldova Europe
Printed at: see last page
ISBN: 978-620-0-44753-1

Kurzfassung

Chronisch entzündliche Darmerkrankungen (CED) beeinträchtigen die Lebensqualität der Betroffenen in zahlreichen Bereichen des täglichen Lebens. Vor allem in den westlichen Industrienationen weisen chronisch entzündliche Darmerkrankungen eine steigende Inzidenz auf. Deshalb ist es von großer Bedeutung, die Auswirkungen der Erkrankung auf die Lebensqualität von Betroffenen genauer zu untersuchen. Aufgrund des fehlenden Wissens der Gesellschaft über die Erkrankung erleben Betroffene häufig gesellschaftliche Stigmatisierung, wodurch es zusätzlich zu einer hohen psychischen Belastung kommt.

Für diese systematische Literaturarbeit wurde eine Literaturrecherche unter Einbezug mehrerer Onlinedatenbanken, wie PubMed und CINAHL, durchgeführt. Suchbegriffe, die für die Recherche herangezogen wurden, waren unter anderem „inflammatory bowel disease", „experience", „stigmatisation" und „patients". Die recherchierten Studien wurden in einem Zeitraum von 2011-2021 veröffentlicht. Insgesamt konnten anfangs 148 Studien, die zu dem Themengebiet passen, identifiziert werden. Es wurden anschließend 28 Studien ausgewählt und kritisch beurteilt.

14 Studien wurden für die vorliegende Bachelorarbeit eingeschlossen. Aus dieser systematischen Literaturarbeit geht hervor, dass Betroffene in einer ständigen Unsicherheit darüber leben, wann der nächste Krankheitsschub auftritt. Zudem wirkt sich die Erkrankung unterschiedlich auf die Lebensqualität der Erkrankten aus. Einige Patient*innen berichten von positiven Auswirkungen auf die Lebensqualität, andere wiederum von negativen. Im gesamten Krankheitsprozess spielen Ärzt*innen sowie Personen des gehobenen Dienstes für Gesundheits- und Krankenpflege eine essentielle Rolle, um Patient*innen ganzheitlich zu betreuen und dazu beizutragen, die individuellen Bedürfnisse und damit die Lebensqualität jedes*r Einzelnen zu stärken. Das Wissen um chronisch entzündlichen Darmerkrankungen ist maßgeblich, um krankheitsbezogene Themen wie Stigmatisierung und Tabuisierung aufzuzeigen, und den Blick auf diese Krankheiten der Gesellschaft zu verändern.

Schlüsselbegriffe: chronisch entzündliche Darmerkrankungen, Lebensqualität, Betroffene, Erfahrungen, Auswirkungen, Stigmatisierung

Abstract

Inflammatory bowel diseases (IBD) impact the quality of life of affected individuals in many areas of their daily lives. Especially in the western, industrialised nations, inflammatory bowel diseases show an increasing incidence. Therefore it is of great importance to examine the impact of those disease on the quality of life of patients in more detail. Due to the lack of knowledge about the diseases, affected individuals often experience social stigmatisation which additionally leads to a high psychological burden.

For this systematic literature work, a literature search was conducted that included several online databases, such as PubMed or CINAHL. Keywords, used for the search included „inflammatory bowel disease", „experience", „stigmatisation" and „patients". The researched studies were published over a period of 2011-2021. In the beginning a total of 148 eligible studies, which matched the topic, could be found. In the end, 28 studies remained which were critically assessed. Thereof 14 studies were included in this present review.

14 studies were included in this present bachelor thesis. It becomes clear from this systematic literature work that affected individuals live in a constant uncertainty about when the next disease episode will occur. In addition, the disease has different effects on quality of life of the patients. Some patients report positive effects on quality of life, while others report negative ones. Throughout the disease process, physicians and nurses play an essential role in providing holistic care to patients and helping to strengthen the individual needs and thus the quality of life of each individual. Knowledge about inflammatory bowel diseases is inevitable to highlight disease-related issues such as stigmatisation and tabooing and to change society's view of the disease in a long term.

Keywords: inflammatory bowel diseases, quality of life, affected individuals, experiences, effects, stigmatisation

Abkürzungsverzeichnis

Anm.	Anmerkung
CED	Chronisch entzündliche Darmerkrankung
CU	Colitis ulcerosa
MC	Morbus Crohn
NSAR	Nichtsteroidale Antirheumatika

Inhaltsverzeichnis

1 Einleitung

In Europa sind in etwa 1,2 Millionen Menschen an Morbus Crohn (MC) oder Colitis ulcerosa (CU) erkrankt. Alleine in Deutschland liegt die Inzidenz bei 5-10 Erkrankten* pro 100.000 Einwohner*innen. Vor allem in den westlichen Industrienationen weisen chronisch entzündliche Darmerkrankungen (CED) eine steigende Inzidenz auf (Ng et al., 2017). Chronisch entzündliche Darmerkrankungen treten am häufigsten bei weißen Menschen auf, wohingegen Afroamerikaner*innen sowie Menschen aus Lateinamerika eher selten davon betroffen sind (Brüning & Homann, 2018). Bis heute sind die genauen Ursachen für die beiden Erkrankungen ungeklärt. Vermutet wird eine genetisch bedingte überschießende Immunantwort des eigenen Körpers, ausgelöst durch bestimmte Umweltfaktoren. Dazu gehören beispielsweise Nichtsteroidale Antirheumatika (NSAR), die Krankheitsschübe durch den Einfluss auf die Darmschleimhaut auslösen (Brüning & Homann, 2018). Ebenso können gewissen Antigene ursächlich für CED sein (Schiergens, 2019).

Auffallend dabei ist, dass der Konsum von Nikotin das Risiko an Colitis ulcerosa zu erkranken, senkt und ebenso den Krankheitsverlauf mindert, jedoch das Erkrankungsrisiko für Morbus Crohn steigern kann (Brüning & Homann, 2018). Darüber hinaus können immunologische Faktoren sowie einige genetische Prädispositionen ursächlich für das Krankheitsauftreten sein, wie Verwandte 1. Grades und das Vorhandensein bestimmter Genmutationen (Schiergens, 2019). Allgemein sind CED multifaktoriell bedingt und manifestieren sich häufig zwischen dem 20. und 40. Lebensjahr (Kucharzik, 2015). Bis in die 1980er-Jahre wurde davon ausgegangen, dass es sich um psychosomatische Krankheitsbilder handelt (Häuser, 2010). Heute spricht inzwischen alles dafür, dass es sich um primär organische Erkrankungen handelt, die jedoch mit psychosomatischen Begleiterkrankungen einhergehen (Brüning & Homann, 2018).

1.1 Problemdarstellung

Chronisch entzündliche Darmerkrankungen (CED) beeinflussen zahlreiche Bereiche des täglichen Lebens. Die Erkrankung begleitet Betroffene tagtäglich, deren Alltag richtet sich nach der Schwere der Symptome (Rettke et al., 2013). Die Patient*innen leben in einer ständigen Unsicherheit, da ein Schub der beiden Erkrankungen, Morbus Crohn und Colitis ulcerosa, jederzeit auftreten kann. Dazu kommt psychischer Distress, der ebenso mit der Erkrankung einhergeht. Darunter sind Patient*innen einem dauerhaften seelischen sowie körperlichen Leidensdruck ausgesetzt. Zu den vielseitig ausgeprägten physiologischen Beschwerden, wie Abdominalschmerzen, Diarrhoe, häufigem

Stuhldrang, ungewolltem Gewichtsverlust und mögliche Stuhlinkontinenz kommt es auch häufig zu sozialer Isolation von Seiten der Betroffenen, Schwierigkeiten in Beziehungen sowie finanzielle als auch berufliche Schwierigkeiten (Woodward et al., 2016). Betroffene meiden jegliche Art an Aktivitäten in der Öffentlichkeit, denn das Entscheidende daran ist die sofortige und unmittelbare Verfügbarkeit einer Toilette.

Ebenso leiden zahlreiche Patient*innen unter dem Fatigue-Syndrom. Dabei handelt es sich um ein Gefühl der unendlichen Müdigkeit, das mit einem erhöhten Ruhebedürfnis und fehlender körperlicher Energie einhergeht (Czuber-Dochan, Dibley, Ream, & Norton, 2012). Die Folgen davon sind fehlende Motivation im Umgang mit der Erkrankung, wodurch es betroffenen Patient*innen nicht möglich erscheint, ausreichend Bewältigungsstrategien zu entwickeln (Czuber-Dochan et al., 2012).

Zusätzlich nehmen chronisch entzündliche Darmerkrankungen Einfluss auf das psychische Wohlbefinden. Im Laufe der Erkrankung treten bei Patient*innen Gefühle wie Angst, Frustration, Stress und Wut auf (Kemp, Griffiths, & Lovell, 2012). Das kann insbesondere auf private sowie berufliche Einschränkungen zurückgeführt werden, wodurch es zur sozialen Isolation der Betroffenen kommt (Purc-Stephenson, Bowlby & Qaqish, 2014). Besonders belastend ist für Erkrankte das fehlende Verständnis von Außenstehenden. Betroffene ziehen nur wenige Personen aus ihrem privaten Umfeld in die Erkrankung mit ein, um sich vor deren Reaktionen zu schützen. Nach wie vor ist das Wissen über chronisch entzündliche Darmerkrankungen in der Bevölkerung gering. Folglich werden Betroffene häufig stigmatisiert sowie diskriminiert (Taft & Keefer, 2016).

Purc-Stephenson et al. (2014) erwähnt zahlreiche Studien, die wissenschaftlich belegen, dass chronisch entzündliche Darmerkrankungen nicht nur negative Auswirkungen auf die Lebensqualität der Betroffenen haben, sondern auch positive. Unter anderem fühlen sich Betroffene durch die Erkrankung mental stärker und zudem sicherer im Umgang mit herausfordernden Situationen.

1.2 Forschungsfragen

Folgende Forschungsfragen sollen in der vorliegenden Bachelorarbeit näher behandelt werden:

- Welche Auswirkungen haben chronisch entzündliche Darmerkrankungen auf die Lebensqualität der Betroffenen?
- Erleben Betroffene eine mögliche Stigmatisierung?

1.3 Zielsetzung

Es soll im Rahmen der vorliegenden Bachelorarbeit nun geklärt werden, welche Auswirkungen chronisch entzündliche Darmerkrankungen auf die individuelle Lebensqualität der Betroffenen haben und wie Betroffene damit umgehen. Es ist wesentlich, Bewältigungsstrategien zu entwickeln und diese gezielt einzusetzen, um die Erkrankung besser in das Leben integrieren zu können (Matini & Ogden, 2015). Darüber hinaus soll herausgefunden werden, inwiefern Betroffene eine mögliche gesellschaftliche Stigmatisierung erleben und welche Auswirkungen dies mit sich zieht. Insbesondere das fehlende Wissen der Bevölkerung in Bezug auf auftretende Symptome führt dazu, dass sich Patient*innen sozial zurückziehen. Spezialisierte Gesundheits- und Krankenpflegepersonen sowie Ärzt*innen tragen im Behandlungsprozess wesentlich dazu bei, die Lebensqualität zu steigern (García-Sanjuán, Lillo-Crespo, Richart-Martínez, & Sanjuán Quiles, 2018). Ziel ist es eine Betreuungskontinuität zu gewährleisten und eine professionelle Beziehung herzustellen.

2 Theoretischer Bezugsrahmen

Im folgenden Kapitel der vorliegenden Arbeit wird die pflegewissenschaftliche Theorie von Mieke Grypdonck (1996) näher beschrieben und die Relevanz des Themas und der Forschungsfragen in Bezug zu dieser Theorie hervorgehoben. Anzumerken ist, dass auch andere Pflegetheorien in der Anwendung möglich erscheinen, wie beispielsweise das „Trajectory Modell" von Corbin und Strauss (1996). Die Verfasserin dieser Bachelorarbeit hat sich jedoch für folgende Pflegetheorie entschieden, da diese insbesondere auf das Erleben der Betroffenen Bezug nimmt und zudem die positiven und negativen Auswirkungen, die mit chronischen Erkrankungen einhergehen, anspricht.

2.1 Pflegetheoretischer Hintergrund

Die Pflegewissenschaftlerin Mieke Grypdonck hat erstmalig im Jahr 1996 die normative Pflegetheorie für die Pflege chronisch Kranker vorgestellt. Im Rahmen ihrer Forschung über chronische Krankheiten entwickelte sie das „Modell der Pflege chronisch Kranker" (Seidl & Walter, 2005). Der Grundgedanke der Theorie ist, dass sich die professionelle Pflege chronisch Erkrankter immer am Leben jedes Einzelnen orientieren soll und nicht auf die Krankheiten und deren Folgen selbst. Zentraler Bestandteil der Theorie ist das individuelle Erleben der Krankheit und wie Betroffene damit umgehen (Seidl & Walter, 2005). In der Theorie wird darauf Bezug genommen, dass Patient*innen das Gefühl haben, sich nicht auf ihren Körper verlassen zu können. Die Beziehung zu ihrem eigenen Körper wird maßgeblich verändert. Jederzeit können unerwartete Verschlechterungen des Gesundheitszustandes auftreten, weshalb Menschen mit chronischen Erkrankungen in einer ständigen Unsicherheit leben (Seidl & Walter, 2005).

Grypdonck (1996) beschreibt zwei verschiedene Arten, wie chronische Erkrankung von den Betroffenen bewältigt wird: Auf der einen Seite gibt es Patient*innen, die positiv mit der Krankheit umgehen, indem sie lernen, mit der Krankheit zu leben (Austerer & Radinger, 2018; Seidl & Walter, 2005). Auf der anderen Seite gibt es Patient*innen, die auf Veränderungen und Einschränkungen, die mit der Erkrankung einhergehen, negativ reagieren (Austerer & Radinger, 2018). Die Erkrankung beeinflusst deren Leben und auch das ihrer Familie, weil sie denken, dass sie eine Krankheit haben, „die sie nicht verdienen" (Seidl & Walter, 2005, p. 22). Je nach Art der Bewältigungstrategie wird auch die Lebensqualität der Betroffenen unterschiedlich beeinflusst.

Grypdonck (1996) beschreibt, dass es daher wichtig ist, dass Betroffene Sinn finden, indem sie Dinge tun, die sie durchaus tun können. So gelingt es ihnen, durch die Krankheit zu wachsen, und mit schwierigen Situationen besser umzugehen. Patient*innen haben dadurch mehr Vertrauen in ihre eigene Kraft.

Nichtsdestotrotz erfordert der Umgang mit der Erkrankung viel Energie. Aktivitäten des täglichen Lebens werden schwer durchzuführen. Die Aufgabe besteht darin, diese Herausforderungen zu managen. Hierbei setzt die Profession der Gesundheits- und Krankenpflegepersonen an, die dazu beitragen, gemeinsam mit den Betroffenen Strategien zu entwickeln, mit dem täglichen Leben und Problemen umzugehen. Primäres Ziel der Pflegeperson ist es „dem Menschen zu helfen, sein Leben über die Krankheit hinauszuheben" (Seidl & Walter, 2005, p. 30).

Im Modell definiert Grypdonck (1996) vier zentrale Aufgabenbereiche, die die Gesundheits- und Krankenpflege erfüllen soll:

(1) Den Kranken helfen, die existenzielle Krise zu überwinden: Pflegepersonen haben dabei die Aufgabe, den Betroffenen von der Diagnosestellung weg durch den gesamten Krankheitsprozess zu begleiten, ihm beizustehen und ihn dabei zu unterstützen wieder Sinn im Leben zu finden. Um effektive Bewältigungsstrategien aufzeigen zu können, ist es von großer Bedeutung, der betroffenen Person Verständnis zu zeigen, sie ernst zu nehmen und dabei kein Mitleid zu zeigen.

(2) Beim Kampf des täglichen Lebens unterstützen: Kleine, alltägliche Tätigkeiten können zu einer großen Herausforderung werden. Die Aufgabe der Pflegeperson besteht darin, Patient*innen zum Beispiel durch Ratschläge zu unterstützen. Darauf aufbauend sollen Betroffene bestimmte Situationen bewältigen können, denn sie sind Expert*innen ihrer Erkrankung.

(3) Unterstützung beim Management des therapeutischen Regimes: Ziel dabei ist es, den Betroffenen ein hohes Maß an Autonomie zuzuschreiben. Patient*innen müssen Selbstmanagementstrategien ihres therapeutischen Regimes entwickeln, sodass es in die Lebensführung inkludiert werden kann. Oftmals treffen Betroffene Entscheidungen, die sich negativ auf den Krankheitsverlauf und das Therapieziel auswirken. Pflegepersonen sollen helfen, die bestmögliche Unterstützung zu gewährleisten und Entscheidungen zu akzeptieren.

(4) Hilfe bei der Organisation der Pflege: In dieser letzten Aufgabe helfen Pflegepersonen dabei, die tägliche professionelle Pflege zu organisieren. Dabei ist darauf zu achten, dass dies von vielen Betroffenen als Eingriff in ihre Privatsphäre erlebt und damit unterschiedlich umgegangen wird. Es ist stets darauf zu achten, die Autonomie der betroffenen Person zu wahren, denn nur so kann Gesundheits- und Krankenpflege an die Bedürfnisse der Person angepasst werden (Austerer & Radinger, 2018, p. 76ff; Seidl & Walter, 2005, p. 31-38).

Grypdonck (1996) beschreibt darüber hinaus, dass eine Beziehung zwischen chronisch Erkrankten und Pflegepersonen aufgebaut werden muss. Grund dafür ist das langanhaltende Präsentsein der Pflegeperson im Verlauf der chronischen Krankheit.

Kritisch wird jedoch angemerkt, dass solch eine Vertrauensbeziehung von Gesundheits- und Krankenpflegepersonen ambivalent erlebt wird, da Pflegepersonen Schwierigkeiten haben eine professionelle Vertrauensbeziehung von einer persönlichen Beziehung abzugrenzen. Im Krankheitsverlauf übernehmen Pflegepersonen die Rolle einer sogenannten „Trajectory Nurse". Deren Aufgabe besteht darin, Unterstützung, Beratung und professionelle Pflege für die Betroffenen und deren Familien anzubieten. Die „trajectory nurse" kennt die Ziele und Herausforderungen im Leben des chronisch Kranken und kann durch emotionalen und psychologischen Beistand dazu beitragen, Bewältigungsstrategien zu entwickeln und diese anzuwenden (Seidl & Walter, 2005).

2.2 Klärung zentraler Begrifflichkeiten

Chronisch entzündliche Darmerkrankungen (CED) unterteilen sich in die beiden Erkrankungen Morbus Crohn (MC) und Colitis ulcerosa (CU). Es handelt sich dabei um chronisch, schubförmig verlaufende Erkrankungen des Gastrointestinaltraktes. Dabei sind jeweils unterschiedliche Darmabschnitte befallen (Kucharzik 2015; Rettke et al., 2013). Bei Morbus Crohn (MC), die auch als Ileitis terminalis bezeichnet wird, können alle Wandschichten des Gastrointestinaltraktes befallen sein. Die Entzündung reicht von Mund bis Anus, wobei am häufigsten der letzte Abschnitt des Dünndarms, das sogenannte terminale Ileum, befallen ist (Schiergens, 2019).

Colitis ulcerosa (CU) ist ebenso wie Morbus Crohn eine chronisch-rezidivierende Entzündung. Im Vergleich zu Morbus Crohn beschränkt sich hierbei die Entzündung auf das Kolon und Rektum. Ebenso sind bei der CU nicht alle Wandschichten betroffen, sondern nur die oberste Schleimhautschicht, auch Mukosa genannt. In seltenen Fällen kann die darunterliegende Schleimhaut, die sogenannte Submukosa, auch befallen sein. Derzeit ist eine operative Sanierung nur bei CU möglich, da bei MC der gesamte Gastrointestinaltrakt befallen ist (Schiergens, 2019). Der Gastrointestinaltrakt wird auch als Magen-Darm-Trakt bezeichnet und umfasst Organe, die an der Aufnahme, Verdauung und Ausscheidung bestimmter Nährstoffe beteiligt sind. Folgende Organe werden dazugerechnet: Mund, Speiseröhre, Magen, Dünn- und Dickdarm, sowie Bauchspeicheldrüse und Leber (Brüning & Homann, 2018).

MC und CU gehen mit Auswirkungen auf die Lebensqualität einher. Dieser Begriff wird von der WHO als die persönliche Wahrnehmung der Stellung im Leben definiert, welche im Kontext mit dem individuellen Kultur- und Wertesystem, sowie den Zielen, Erwartungen und Standards des Lebens stehen (WHO, 2012). Auch eine mögliche Stigmatisierung nimmt Einfluss auf die Lebensqualität. Unter Stigmatisierung wird die Diskrepanz zwischen den Normvorstellungen einer Gesellschaft und dem tatsächlichen Erscheinungsbild eines Menschen verstanden. Häufig führt Stigmatisierung zu Ungleichbehandlungen in der Gesellschaft (Saylor & Yoder, 2002).

Ein häufig auftretendes Symptom ist Fatigue. Es handelt sich dabei um ein Gefühl der anhaltenden Erschöpfung sowie die verminderte Fähigkeit körperliche und geistige Arbeit im vollen Ausmaß nachzugehen (Herdman & Kamitsuru, 2019). Mit Fatigue einher geht häufig Distress. Distress ist der sogenannte negative Stress, der Gefühle wie Angst und Hilflosigkeit hervorruft und als belastender Konflikt empfunden wird. Der positive Stress, auch Eustress genannt, wird hingegen als motivierende Herausforderung empfunden (Franzkowiak & Franke, 2018).

Um die Erkrankung in das Leben inkludieren zu können, ist es notwendig, Bewältigungsstrategien, auch als Copingstrategien bezeichnet, einzusetzen. Dies sind Maßnahmen, die dazu beitragen sollen, mit belastenden, stressauslösenden Situationen besser umzugehen. Sie haben das primäre Ziel, die körperliche sowie psychische Gesundheit durch die individuellen Kompetenzen der Stressbewältigung zu erhalten und zu fördern (Kaluza, 2014, p. 263).

CED weisen eine steigende Inzidenz auf. Dieser Begriff beschreibt die Anzahl an Neuerkrankungen an einer bestimmten Erkrankung in einem bestimmten Zeitraum für eine bestimmte Personengruppe (Bonita, Beaglehole, Kjellström, & Beifuss, 2013).

3 Methodik

Für die vorliegende systematische Literaturarbeit wurde in einem Zeitraum von Jänner 2021 bis Februar 2021 eine systematische Literaturrecherche durchgeführt. Studien mit einem qualitativen als auch quantitativen Forschungsansatz wurden miteingeschlossen. Für die Verfassung dienten zum einen englischsprachige Studien, die in Onlinedatenbanken gefunden werden konnten, und zum anderen deutschsprachige Fachliteratur.

Da über chronisch entzündlichen Darmerkrankungen, insbesondere Morbus Crohn und Colitis ulcerosa vor allem in den letzten fünf Jahren wenig Forschungsaktivität geleistet wurde, wurde für die Arbeit die Fünf-Jahresgrenze auf eine Zehn-Jahresgrenze ausgeweitet, weshalb Studien, die in einem Zeitraum von 2011 bis einschließlich 2021 publiziert wurden, für die Verfassung der Bachelorarbeit herangezogen wurden. Ebenso soll mit der Ausweitung der Fünfjahresgrenze ein guter Gesamtüberblick geschaffen werden, um das Thema vielseitiger betrachten zu können. Für den pflegetheoretischen Hintergrund wird das Modell der „Pflege chronisch kranker Menschen" von Mieke Grypdonck herangezogen.

Um relevante Treffer bei der Recherche erzielen zu können, wurden neben der Berücksichtigung der festgelegten Ein- und Ausschlusskriterien auch Suchbegriffe definiert, die anschließend mithilfe der Bool'schen Operatoren AND, OR und NOT in den Datenbanken in Verbindung gebracht wurden. Suchbegriffe wie „inflammatory bowel disease AND experience" lieferten auf CINAHL gesamt 506 Treffer, wobei 32 davon als relevant erschienen. Die Sucheingabe „inflammatory bowel disease AND stigmatisation" auf PubMed lieferte hingegen nur sechs Treffer wovon drei als relevant erachtet wurden. Der genaue Prozess der Literaturrecherche inklusive des Suchprotokolls wird als Anhang 1 in dieser Bachelorarbeit beigelegt. Unter Berücksichtigung des Suchprotokolls, in dem auch die relevanten Suchergebnisse angeführt sind, wird zusätzlich zur besseren Nachvollziehbarkeit ein Flowchart der systematischen Literaturrecherche in diesem Kapitel beigefügt.

Studien, die den Einschlusskriterien entsprachen, die in Tabelle 1 dargestellt werden, werden mithilfe des Beurteilungsinstrumentes der FH Campus Wien nach Brandenburg, Panfil und Mayer (2007) kritisch beurteilt und anschließend tabellarisch dargestellt. Die kritische Beurteilung der Studien ist der vorliegenden Arbeit als Anhang 2 beigefügt. Aus den einzelnen Studienergebnissen werden Zusammenhänge gefiltert, und anschließend miteinander in Verbindung gebracht, um so die zuvor definierten Forschungsfragen optimal beantworten zu können.

3.1 Darstellung der Literaturrecherche

Zur besseren Nachvollziehbarkeit der einzelnen Schritte wird im folgenden Kapitel die Vorgehensweise der Literaturrecherche genauer dargestellt. Um das Themenfeld der chronisch entzündlichen Darmerkrankungen abzudecken und die Forschungsfragen bestmöglich beantworten zu können, werden Ein- und Ausschlusskriterien festgelegt. Generell wurde nach Studien gesucht, in denen die Erfahrungen und Erlebnisse der Betroffenen selbst näher beschrieben und zudem die Auswirkungen auf die Lebensqualität beleuchtet werden. Darüber hinaus wurden Studien inkludiert, die die Erfahrungen in Bezug auf Stigmatisierung in der Gesellschaft in den Fokus stellen. Ausgeschlossen wurden Studien die vor 2011 und in einer anderen Sprache als festgelegt publiziert wurden. Zudem erschien auch der medizinische Schwerpunkt für die Arbeit als weniger relevant. Ebenso wurde das Reizdarmsyndrom in der vorliegenden Arbeit ausgeschlossen. Zum besseren Verständnis werden die Ein- und Ausschlusskriterien in der Tabelle 1 dargestellt.

Tabelle 1: *Ein- und Ausschlusskriterien*

Einschlusskriterien	**Ausschlusskriterien**
Chronisch entzündliche Darmerkrankungen	Geschwister
Erwachsene	Kinder
Pflegerelevanz	Medizinische und psychotherapeutische/ psychosomatische Schwerpunkte
Englisch- und deutschsprachige Fachliteratur	Anderssprachige Studien als Englisch und Deutsch
Zehnjahresgrenze	Studien älter als zehn Jahre
Morbus Crohn	Reizdarmsyndrom
Colitis ulcerosa	Ärzt*innen
Pflegepersonen	Psychotherapeut*innen
Stigmatisierung	Länderspezifische Studien
Lebensqualität	Inadäquate Studienqualität
Adäquate Studienqualität	

Note. eigene Darstellung, 2021

Basierend auf den dargestellten Ein- und Ausschlusskriterien, wurden Suchbegriffe in deutscher und englischer Sprache festgelegt, um in den Onlinedatenbanken „CINAHL", „PubMed" und „Hogrefe Pflege" nach relevanter Literatur zu recherchieren. Die Suchbegriffe „inflammatory bowel disease", „impacts", „experience" und „patients" waren in allen Suchkombinationen enthalten, da diese den Schwerpunkt der Bachelorarbeit darstellen. Zusätzlich wurde der Begriff „nursing" inkludiert, um ausschließlich pflegerelevante Studien zu extrahieren. Relevante Suchbegriffe werden in nachfolgender Tabelle 2 dargestellt.

Tabelle 2: *deutsche und englische Schlüsselwörter*

Deutsche Schlüsselwörter	**Englische Schlüsselwörter**
Chronisch entzündliche Darmerkrankungen	Inflammatory bowel disease
Betroffene	Patients
Erleben	Experience
Erfahrungen	Experience
Auswirkungen	Impact
Lebensqualität	Quality of life
Morbus Crohn	Crohn's disease
Colitis ulcerosa	Ulcerative colitis
Stigmatisierung	Stigmatisation
Bedürfnisse	Needs
Unterstützung	Support
Pflegepersonen	Nurse
Maßnahmen	Interventions
Gesellschaft	Society

Note. eigene Darstellung, 2021

Die systematische Literaturrecherche wird zur besseren Nachvollziehbarkeit mithilfe eines Flowcharts in Abbildung 1 dargestellt. Durch Eingabe in die genannten Datenbanken konnten insgesamt 148 Treffer erzielt werden. Im zweiten Schritt wurden Duplikate entfernt, wonach 104 Treffer verblieben. Unter Berücksichtigung der Ein- und Ausschlusskriterien wurden die Abstracts gesichtet, wodurch sich die Anzahl der relevanten Studien auf 42 reduzierte. 28 Studien entsprachen schließlich den entsprechenden Kriterien. 14 Studien wiesen jedoch eine mangelnde Qualität auf, wie fehlende Methodik, zu geringe Stichprobe und zu breite Limitationen von Seiten der Autor*innen. Nach kritischer Beurteilung durch das Beurteilungsinstrument nach Brandenburg, Panfil und Mayer (2007) wurden 14 Volltexte identifiziert, die schließlich in die systematische Literaturarbeit eingeschlossen wurden. Davon wiesen sechs Studien einen quantitativen, sowie acht Studien einen qualitativen Studienansatz auf.

Abbildung 1: *Flowchart der systematischen Literaturrecherche*

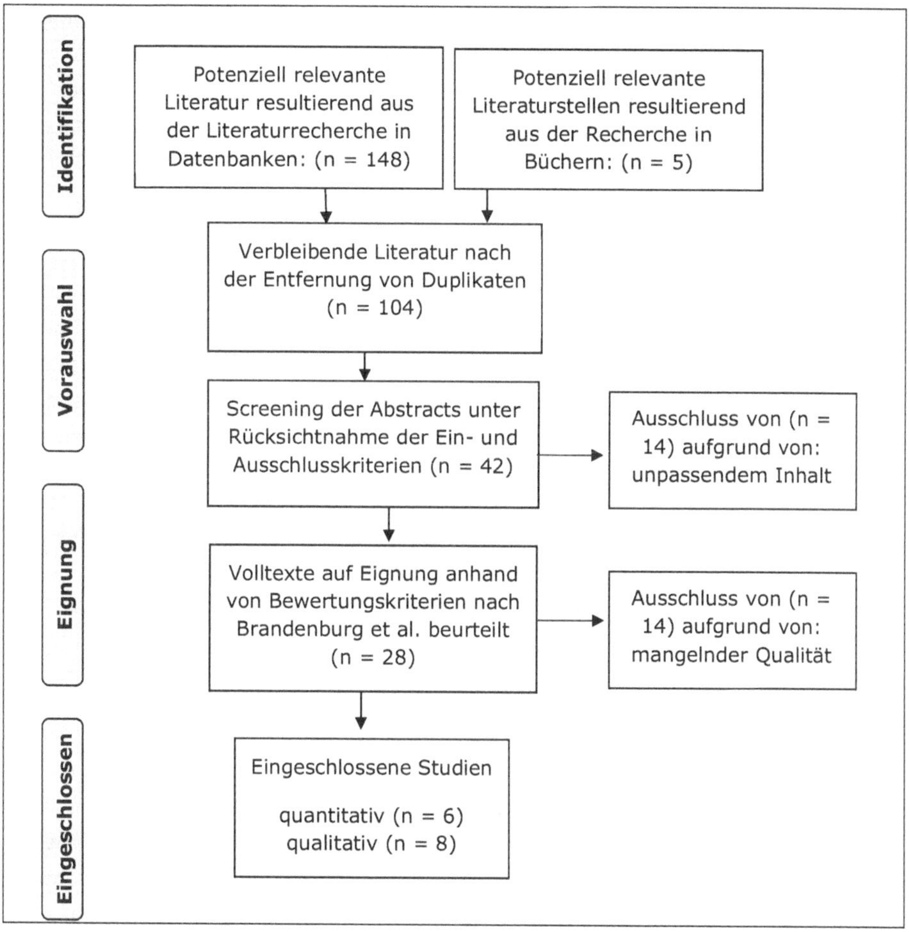

Note. eigene Darstellung, 2021

3.2 Vorgehensweise der Synthesenbildung

Nachdem die zur engeren Auswahl gehörenden Studien genauer betrachtet wurden, konnten 14 Studien identifiziert werden, welche die beiden Forschungsfragen weitestgehend beantworten. Diese werden in Tabelle 3 dargestellt, um sich die ausgewählten Studien besser zu veranschaulichen. Die Ergebnisse der einzelnen Studien wurden inhaltlich reduziert, um anschließend Themenschwerpunkte zu erfassen.

4 Ergebnisse

Im folgenden Kapitel der Arbeit werden die eingeschlossenen Studien tabellarisch dargestellt, um die wesentlichsten Informationen herauszufiltern. Zudem werden die in den einzelnen Studien beschriebenen Ergebnisse durch eine Kategorienbildung dargestellt und miteinander in Verbindung gebracht, um so die zuvor festgelegten Forschungsfragen beantworten zu können. Darüber hinaus soll die Relevanz des Themas der chronisch entzündlichen Darmerkrankungen unterstrichen werden.

Aufgrund der Vorgehensweise, wie sie vorangegangen Kapitel 3.2 beschrieben wurde, ließ sich ableiten, dass chronisch entzündliche Darmerkrankungen primär mit zwei zentralen Komponenten einhergehen: (1) Auswirkungen auf die Lebensqualität und (2) Auswirkungen auf die Psyche.

Darauf aufbauend wurde die Bedeutung dieser beiden Komponenten verschriftlicht, wodurch ersichtlich wurde, dass sich die Auswirkungen auf die Lebensqualität wiederum sowohl mit positiven als auch negativen Auswirkungen äußert. Die Auswirkungen auf die Psyche gehen überwiegend mit Stigmatisierung einher. Dies wiederum beeinflusst die Lebensqualität negativ. Es entsteht dadurch ein Kreislauf, der das Krankheitsgeschehen der chronisch entzündlichen Darmerkrankungen beeinflusst. In Abbildung 2 soll das Vorgehen der Synthesenbildung verdeutlicht werden. An dieser Stelle ist anzumerken, dass aufgrund der leichteren Verständlichkeit nur eine Richtung des Kreislaufes dargestellt wird, jedoch eine Darstellung auch in die andere Richtung des Kreislaufes möglich wäre, da dieselben Ergebnisse genannt werden können.

Abbildung 2: *Vorgehen der Synthesenbildung*

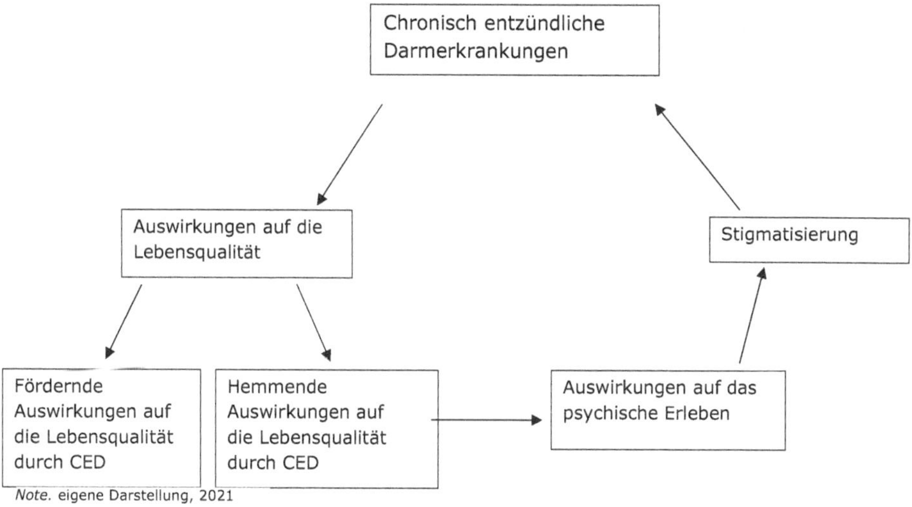

Note. eigene Darstellung, 2021

Abschließend werden die zentralen Ergebnisse der verwendeten Literatur noch einmal kurz zusammengefasst, um eine Kernaussage über die Auswirkungen von chronisch entzündlichen Darmerkrankungen auf die Lebensqualität von Betroffenen zu treffen.

4.1 Tabellarische Darstellung

Es folgt nun die tabellarische Darstellung der relevanten Informationen und Ergebnisse der in die Bachelorarbeit eingeschlossenen Studien.

Tabelle 3: *Tabellarische Darstellung*

Autor*in, Titel, Jahr, Land	**Ziel, Studiendesign**	**Sample, Setting, Ein- und Ausschlusskriterien**	**Datenerhebung, Datenauswertung**	**Ergebnisse**
Horst Rettke, Diana Staudacher, Silvia Schmid-Büchi, Inis Habermann, Rebecca Spirig, Gerhard Rogler Chronisch entzündliche Darmerkrankungen: Erleben von Krankheit, Therapie und Betreuung 2013, Zürich	Ziel der Studie war es, ein bedürfnisgerechtes Betreuungsprogramm für Patient*innen zu entwickeln, mit der Frage, wie sie ihre Belastung durch Krankheitsgeschehen und Therapie einschätzen und wie die Qualität der pflegerischen Betreuung beurteilt wird. Deskriptives Studiendesign mit qualitativen Forschungsansatz	Insgesamt neun Patient*innen die nach der bestätigten Diagnose „Morbus Crohn" oder „Colitis ulcerosa" in der Tagesklinik des universitären Zentrumsspitals mit TNF-α-Hemmer behandelt wurden. Eingeschlossen wurden jene, die in einem Zeitraum von 2008 bis 2009 ambulant behandelt wurden, und das 18. Lebensjahr abgeschlossen hatten und Patient*innen die zudem über gute Deutschkenntnisse verfügten und bereits eine Infusionstherapie mit Infliximab erhielten. Ausgeschlossen wurden jene mit einem akuten Krankheitsschub.	Datenerhebung erfolgte durch ein Interview mit offenen, teilstrukturierten Fragen sowie soziodemografische und krankheitsbezogene Daten. Die Datenauswertung erfolgte durch die Methode der qualitativen Inhaltsanalyse nach Mayring (2003). Im Anschluss daran wurden Kategorien gebildet, die die zentralsten Ergebnisse umfassten.	Fünf zentrale Ergebnisse konnten identifiziert werden, die sich an das Erleben der Krankheit und der Therapie anlehnen: 1. Die unendliche Geschichte: Zentralität der Krankheit, Symptommanagement, Alltagsbewältigung 2. Der plötzliche Wechsel: Veränderungen durch Therapieanpassung, besserer Umgang mit den Symptomen, die Erkrankung rückt in den Hintergrund 3. Der schmale Grat: Krankheit wird zur Normalität, Zweifel bestehen 4. Die ärztliche Betreuung: Kontinuität, Beständigkeit wirkt vertrauensbildend 5. Pflegerische Betreuung: Bezugspflege, effizientes Zeitmanagement, fachliche Kompetenz, Unterstützung und Motivation

Autor*in, Titel, Jahr, Land	Ziel, Studiendesign	Sample, Setting, Ein- und Ausschlusskriterien	Datenerhebung, Datenauswertung	Ergebnisse
Jeanette Wilburn, James Twiss, Karen Kemp, Stephen P. McKenna A qualitative study of the impact of Crohn's disease from a patient's perspective 2017, Manchester	Ziel war es zu verstehen, wie das Leben von Personen, die an Morbus Crohn erkrankt sind, beeinflusst wird. Deskriptives, phänomenologisches Studiendesign	Teilnehmer*innen wurden über die Morbus Crohn Plattform des „Manchester Royal Infirmary Hospital" ausgewählt. Von 84 in Frage kommender Proband*innen wurden 30 eingeschlossen. Davon 18 Frauen*. Einschlusskriterien: über 18 Jahre alt, englische Sprachkenntnisse, Zustimmung zur Teilnahme Ausschlusskriterien: Komorbiditäten	Datenerhebung mittels unstrukturierter Tiefeninterviews. Die Daten wurden durch Transkription der Interviews und einer theoretisch-thematischen Analyse ausgewertet.	Das Lebensqualität von Betroffenen wird deutlich beeinflusst. Das Einhalten strenger Diäten führt zu Stress. Ebenso das Nichtwissen darüber, welche Speise Symptome hervorruft. CED führt zu sozialer Isolation. Aktivitäten werden danach geplant, ob öffentliche Toiletten zur Verfügung stehen. Betroffene meiden soziale Aktivitäten, da sie sich krank, verletzlich und unhygienisch fühlen. Fatigue führt dazu, dass Gewohnheiten aufgegeben werden. Betroffene haben ein geringes Selbstwertgefühl. Patient*innen haben Angst davor, inkontinent zu werden und die eigene Autonomie zu verlieren. Zudem fällt es Betroffenen schwer, Beziehungen aufzubauen, da sie nicht über ihre Erkrankung sprechen wollen.

Autor*in, Titel, Jahr, Land	Ziel, Studiendesign	Sample, Setting, Ein- und Ausschlusskriterien	Datenerhebung, Datenauswertung	Ergebnisse
Dorothy N. Sykes, Paula C. Fletcher, Margaret A. Schneider Balancing my disease: women's perspectives of living	Ziel war es, Erfahrungen von Frauen* aufzuzeigen, die an MC oder CU erkrankt sind, um deren Umgang mit der	Acht Frauen* die im Süden von Ontario wohnten und Teil einer Selbsthilfegruppe waren wurden inkludiert.	Datenerhebung mittels semistrukturierter Leitfadeninterviews. Datenauswertung erfolgte mittels Transkription der mit	Drei zentrale Ergebnisse konnten herausgefunden werden: 1. Umstellung der Ernährungsgewohnheiten: Strenge Diäten einzuhalten,

with inflammatory bowel disease 2015, Kanada	Erkrankung nach Diagnosestellung zu erfassen. Qualitative heuristische Phänomenologie	Einschlusskriterien: Frauen*, die zwischen 30 und 50 Jahre alt waren und die Diagnose vor mindestens zwei Jahren erhielten und an Komorbiditäten, die CED beeinflussen, leiden. Ausschlusskriterien: Frauen*, die neben CED auch andere Darmerkrankungen aufwiesen, wie beispielsweise Reizdarmsyndrom, Magengeschwür und Zöliakie. Ebenso Frauen* mit onkologischen Erkrankungen sowie Schwangere.	Audio aufgezeichneten Interviews. Anschließend wurde eine qualitative Inhaltsanalyse durchgeführt, sowie eine phänomenologische Analyse der Daten.	vermindert das Auftreten von Symptomen. Diese Diäten einzuhalten wird als eine Art Bewältigungsstrategie verstanden 2. Anpassung der Alltagsroutine: Um CED bestmöglich in den Alltag zu integrieren, ist es wichtig, dass Schlafgewohnheiten, körperliche und soziale Aktivitäten beibehalten werden. Viele Betroffene leiden an Fatigue, Symptome hindern Betroffene an der Teilnahme täglicher Aktivitäten. CED führt zu sozialer Isolation 3. Medikamentenmanagement: Entzündungshemmende Medikamente müssen eingenommen werden, um den Tag zu überstehen. Die Einnahme alleine bringt jedoch keinen Erfolg

Autor*in, Titel, Jahr, Land	**Ziel, Studiendesign**	**Sample, Setting, Ein- und Ausschlusskriterien**	**Datenerhebung, Datenauswertung**	**Ergebnisse**
Karen Kemp, Jane Griffiths, Karina Lovell Understandig the health and social care needs of people living with IBD: A meta-synthesis of the evidence 2012, Philadelphia	Ziel war es, eine Metasynthese von qualitativen Studien durchzuführen, um die gesundheitlichen und sozialen Bedürfnisse von an CED erkrankten Personen zu verstehen. Systematische Übersichtsarbeit	Sechs qualitative Studien, die das Leben mit CED aus Sicht der Betroffenen darstellen. Studien aus Großbritannien, Kanada, Schweden, Amerika und Neuseeland wurden inkludiert. Einschlusskriterien: qualitative Studien in englischer Sprache, publizierte als auch nicht publizierte Studien,	Die Daten wurden von drei Autoren erhoben, in einem Zeitraum von 1996-2010. Folgende Onlinedatenbanken wurden benutzt: MEDLINE, CINAHL, PsychInfo und EMBASE. Die Datenauswertung erfolgte anhand der festgelegten Einschlusskriterien, sowie der kritischen Beurteilung von 17 Studien.	Betroffene leben in einer ständigen Unsicherheit. Die Diagnose einer chronischen Erkrankung und Heilungsmöglichkeiten verursacht Angst und Unwohlsein. Fehlende Unterstützung insbesondere durch Familienmitglieder wird als belastend erachtet und führt zu Frustration.

		Gesamtpopulation über 16 Jahre Ausschlusskriterien: Befassung mit Kolostomie und Diäten, Reizdarmsyndrom und mixed-methods Studien.		Betroffene streben danach Kontrolle über ihr Leben, die Symptome und ihren Körper beizubehalten. Sie haben Angst, die Kontrolle über ihr Leben zu verlieren. Angst, vor einer möglichen Inkontinenz. Die Erkrankung hat Auswirkungen auf das soziale Leben der Betroffenen, es kommt zu sozialer Isolation, weil Betroffene glauben, nicht verstanden zu werden von Freunden und Familie. Betroffene fühlen sich gestresst und frustriert. Fatigue ist ein vorherrschendes Problem.

Autor*in, Titel, Jahr, Land	**Ziel, Studiendesign**	**Sample, Setting, Ein- und Ausschlusskriterien**	**Datenerhebung, Datenauswertung**	**Ergebnisse**
Clodagh Byron, Nicola Cornally, Aileen Burton, Eileen Savage Challenges of living with and managing inflammatory bowel disease: A meta-synthesis of patients' experiences 2019, Irland	Ziel war es, qualitative Studien zu identifizieren, die den Umgang und die Herausforderungen mit CED untersuchten. Systematische Übersichtsarbeit	Elf qualitative Studien, die den festgelegten Einschlusskriterien entsprachen. Studien aus Europa, Spanien, Schweden, Norwegen, Kanada und Malta. Einschlusskriterien: Erwachsene über 16 Jahre, die an MC oder CU erkrankt sind Ausschlusskriterien: Studien, die Schmerz und Fatigue behandelten, Kinder	Für die Datenerhebung wurden folgende Onlinedatenbanken herangezogen: MEDLINE, CINAHL, PsychInfo, SocINDEX. Datenauswertung erfolgte durch die thematische Inhaltsanalyse nach Braun & Clarke (2006).	Drei Hauptergebnisse: 1. Unberechenbarkeit des Lebens mit CED: Physische Symptome wie Diarrhoe, Abdominalschmerzen, Inkontinenz, rektale Blutungen und Fatigue. Betroffene meiden aufgrund von Symptomen soziale Aktivitäten. Die Unsicherheit über die Zukunft wird als Herausforderung wahrgenommen, Freundschaften werden beeinflusst 2. Emotionale Unruhe des Lebens mit CED: Fehlende Unterstützung führt zu sozialer Isolation, geringem Selbstmanagement und

				fehlenden Copingstrategien, Beeinträchtigung des psychischen Wohlbefindens 3. Das Streben nach einem normalen Leben bei der Bewältigung von CED: optimales Symptommanagement und angemessene Bewältigungsstrategien haben positive Auswirkungen auf die Lebensqualität. Erfahrungen mit anderen Betroffenen teilen und Unterstützung zu erlangen hilft dabei, ein normales Leben zu führen

Autor*in, Titel, Jahr, Land	**Ziel, Studiendesign**	**Sample, Setting, Ein- und Ausschlusskriterien**	**Datenerhebung, Datenauswertung**	**Ergebnisse**
Sue Woodward, Lesley Dibley, Sarah Combes, Andrew Bellamy, Calum Clark, Wladyslawa Czuber-Dochan, Leslie Everelm, Sandra Kutner, Jackie Sturt, Christine Norton Identifying disease-specific distress in patients with inflammatory bowel disease 2016, London	Ziel der Studie war es, Distress, der mit chronisch entzündlichen Darmerkrankungen einhergeht, und die Auswirkungen auf das Leben der Betroffenen, zu erfassen Qualitative und quantitative Forschungsansätze; Mixed-Methods-Design.	Von 99 möglichen Teilnehmer*innen wurden 8 ausgewählt, die den Einschlusskriterien entsprachen. Jene Personen wurden eingeschlossen, bei denen CED diagnostiziert wurde, genügend Englischkenntnisse und das 17. Lebensjahr abgeschlossen hatten.	Datenerhebung anhand von Tiefeninterviews, die 51 Items umfassten, beispielsweise krankheitsbedingte Unsicherheit, Diäten, Angst, und Frustration. Freitextdaten wurden ebenso für die Datenerhebung durchgeführt. Datenauswertung: Transkription von vorherigen Interviews als Sekundäranalyse sowie die Transkription der Interviews der acht Proband*innen der Fokusgruppe.	Nennung fünf zentraler Ergebnisse, die mit Distress einhergehen: 1. Emotionaler Distress: Betroffene erleben negative Emotionen, wie Angst, Hilflosigkeit, Frustration und Überforderung 2. Gesundheitsbezogener Distress: Betroffene geben an, unglücklich mit dem pflegerischen sowie ärztlichen Personal zu sein. Sie haben das Gefühl, nicht ernst genommen zu werden. Fehlende Kontinuität führt zu Unbehagen 3. Behandlungsbezogener Distress: Betroffene müssen strenge Diäten

				einhalten. Nebenwirkungen durch die Medikamenteneinnahme. Die Angst davor ein Stoma zu bekommen löst ebenso Distress aus 4. Interpersoneller Distress: soziale Situationen, die bei Betroffenen zu Distress führen. Folglich kommt es zu sozialer Isolation. Fehlende Unterstützung von Freunden und Familie sowie fehlendes Wissen über die Erkrankung 5. Symptombezogener Distress: Die größte Sorge bestand darin, Stuhl inkontinent zu werden. Fatigue löst Unwohlsein aus.

Autor*in, Titel, Jahr, Land	**Ziel, Studiendesign**	**Sample, Setting, Ein- und Ausschlusskriterien**	**Datenerhebung, Datenauswertung**	**Ergebnisse**
Jacqueline Sammut, Josianne Scerri, Rita Borg Xuereb The lived experience of adults with ulcerative colitis 2015, Malta	Ziel der Studie war es, Erfahrungen von Betroffenen, die an Colitis ulcerosa erkrankt sind, zu untersuchen. Exploratives, qualitatives, phänomenologisches Studiendesign	Zehn Erwachsene, die an Colitis ulcerosa erkrankt sind und den Einschlusskriterien entsprachen. Interviews wurden in Ambulanzen des örtlichen Allgemeinkrankenhauses durchgeführt. Einschlusskriterien: über 18 Jahre alt, CU-Diagnose wurde von einem Gastroenterologen gestellt, englische und maltesische Sprachkenntnisse	Datenerhebung erfolgte mittels semi-strukturierter Interviews. Datenauswertung erfolgte durch die Transkription der Interviews mit anschließender interpretativer, phänomenologischer Analyse.	Drei Hauptergebnisse konnten identifiziert werden: 1. Leben mit physischem Unwohlsein: Schmerzen, häufige Hospitalisierungen beeinflussen das soziale Leben der Betroffenen, häufiges Auftreten verschiedener Symptome wie Diarrhoe, Erbrechen und Übelkeit 2. Emotionale Schwierigkeiten: Veränderung des Körperbildes, Soziale

				Isolation, Angst und Frustration, all dies führt zu negativen Auswirkungen auf die Lebensqualität 3. Soziale Isolation: betroffene fühlen sich nicht mehr in der Lage sozialen- und Arbeitsroutinen nachzugehen. Veranstaltungen werden gemieden. Freundschaften werden zu einer Herausforderung. Stigmatisierung am Arbeitsplatz ist ein großes Problem

Autor*in, Titel, Jahr, Land	**Ziel, Studiendesign**	**Sample, Setting, Ein- und Ausschlusskriterien**	**Datenerhebung, Datenauswertung**	**Ergebnisse**
Wladyslawa Czuber-Dochan, Lesley B. Dibley, Helen Terry, Emma Ream, Christine Norton The experience of fatigue in people with inflammatory bowel disease: an exploratory study 2012, London	Ziel der Studie war es, herauszufinden, welche Auswirkungen Fatigue auf das tägliche Leben der Betroffenen hat und die individuellen Bewältigungsstrategien aufzuzeigen. Forschungsdesign: Erkenntnistheoretischer Interpretationsansatz	Die Teilnehmer*innen wurden mittels Convenience Sampling rekrutiert. Es waren Mitglieder der britischen Morbus Crohn und Colitis ulcerosa Organisation. Insgesamt nahmen 64 Proband*innen teil. Davon 15 Männer*. Einschlusskriterien: über 18 Jahre alt, Diagnose MC oder CU, Symptom Fatigue Ausschlusskriterien: fehlende englische Sprachkenntnisse	Daten wurden anhand von Fokusgruppen-Interviews erhoben. Für die Datenauswertung wurde die induktive thematische Rahmenanalyse nach Ritchie et al. (2003).	Ergebnisse wurden in fünf Themen eingeteilt: 1. Die Erfahrungen mit Fatigue: Fehlende Motivation und Verletzlichkeit 2. Ursachen für Fatigue: Stress, schlechte Ernährung, zahlreiche Medikamente, Schlafprobleme aufgrund der Angst inkontinent zu werden 3. Umgang mit Fatigue: Strategien müssen entwickelt werden, soziale Aktivitäten müssen trotzdem durchgeführt werden, um die Herausforderungen des

				Lebens anzunehmen. Fatigue darf den Alltag nicht bestimmen 4. Konsequenzen von Fatigue: Auswirkungen auf soziales Leben und Beruf. Familiäre Unterstützung wird benötigt 5. Suche nach Unterstützung: Betroffene können nicht darüber reden Unterstützungsangebote wie CED-Nurse oder Selbsthilfegruppen werden benötigt

Autor*in, Titel, Jahr, Land	**Ziel, Studiendesign**	**Sample, Setting, Ein- und Ausschlusskriterien**	**Datenerhebung, Datenauswertung**	**Ergebnisse**
Susanna Jäghult, Frederik Saboonchi, Unn-Britt Johannson, Regina Wredling, Marjo Kapraali Identifying predictors of low health-related quality of life among patients with inflammatory bowel disease: comparison between Crohn's disease and ulcerative colitis with disease duration 2011, Schweden	Ziel war es, Prädiktoren für eine geringe gesundheitsbezogene Lebensqualität, bei Betroffenen mit chronisch entzündlichen Darmerkrankungen, zu identifizieren und einen Vergleich in der Krankheitsdauer von Morbus Crohn und Colitis ulcerosa herzustellen. Querschnittstudie	197 Teilnehmer*innen die sich in klinischer Remission befanden und im „Danderyd Hospital" in Schweden betreut wurden.Proband*innen wurden eingeteilt in eine MC und CU Gruppe und nach Krankheitsdauer (zwei oder fünf Jahre). Einschlusskriterien: Erkrankungsdauer für weniger als zwei Jahre oder mehr als fünf Jahre, schwedische Sprachkenntnisse, Fähigkeit einen Fragebogen vollständig auszufüllen Ausschlusskriterien: andere chronische Erkrankungen	Für die Datenerhebung wurden verschiedene Fragebögen eingesetzt, die darauf abzielten, die Lebensqualität der Betroffenen zu erfassen. Statistikprogramm SPSS wurde für die Datenauswertung herangezogen: t-Test um Teilnehmer*innen zu vergleichen, Korrelationen wurden mittels Pearson's Korrelationskoeffizienten ermittelt und der Box-Test um die Gleichheit der Varianzmatrix sicherzustellen.	Betroffene, die seit mehr als fünf Jahren an MC oder CU erkrankt sind, haben eine höhere Lebensqualität als kürzlich erkrankte, da sie lernen, mit der Erkrankung umzugehen und sie als Teil ihres Lebens zu betrachten. Proband*innen mit einer geringeren Lebensqualität zeigen häufiger ein non-adhärentes Verhalten in der Therapie. Betroffene, die erst kürzlich erkrankt sind, benötigen umfassende Beratung und Unterstützung durch Gesundheitsprofessionist*innen. Frühzeitige Beratung trägt dazu bei, dass Betroffene besser mit der Erkrankung umgehen und

				entsprechende Copingstrategien entwickeln können. Copingstrategien dienen dazu, mit herausfordernden Situationen besser umgehen zu können. Krankheitsbedingter Distress soll durch Fachwissen einer CED-Nurse gemindert werden.

Autor*in, Titel, Jahr, Land	**Ziel, Studiendesign**	**Sample, Setting, Ein- und Ausschlusskriterien**	**Datenerhebung, Datenauswertung**	**Ergebnisse**
Sofía García-Sanjuán, Manuel Lillo-Crespo, Miguel Richart-Martínez, Ángela Sanjuán Quiles Understandig life experiences of people affected by Crohn's disease in Spain. A phenomenological approach 2018, Spanien	Ziel der Studie war es, individuelle Einblicke in die Erfahrungen Betroffener zu bekommen, und wie diese Morbus Crohn in ihr Leben inkludieren. Deskriptives, phänomenologisches Studiendesign	19 Teilnehmer*innen die die Diagnose Morbus Crohn vor mehr als einem Jahr erhielten und in der Provinz von Alicante, Spanien, lebten. Einschlusskriterien: definitive Diagnose Morbus Crohn, Männer* und Frauen*, Bewohner*innen der Provinz Alicante, Zustimmung zur Teilnahme	Tiefeninterviews, die in einem Zeitraum von Jänner bis April 2014 geführt wurden, dienten der Datenerhebung. Datenerhebung erfolgte mittels Transkription der Interviews und durch die phänomenologische Analyse nach Colaizzi (1978).	Fünf Hauptergebnisse konnten herausgefunden werden: 1. Selbstschutz gegen die unbekannte Ursache: Unsicherheit aufgrund fehlender Informationen, fehlendes Vertrauen in das Gesundheitssystem, fehlendes Wissen über die Erkrankung 2. Selbsttraining: Ursachen für sich selbst herausfinden, Bewältigungsstrategien entwickeln, um mit Situationen umgehen zu können 3. Lernen, mit MC zu leben: Rückkehr zur Normalität und die Krankheit als Teil des Lebens betrachten, MC zu ignorieren wird als Bewältigungsstrategie eingesetzt. Betroffene

				werden zu Experten ihrer Erkrankung 4. Verluste, durch MC: Jobverlust, soziale Stigmatisierung 5. Beziehungen: Familie und Freunde sind wesentlicher Bestandteil, Kontakt zu anderen Betroffenen, und Gesundheitsprofessionen löst Wohlbefinden aus

Autor*in, Titel, Jahr, Land	**Ziel, Studiendesign**	**Sample, Setting, Ein- und Ausschlusskriterien**	**Datenerhebung, Datenauswertung**	**Ergebnisse**
Rebecca Purc-Stephenson, Desirae Bowlby, S. T. Qaqish „A gift wrapped in barbed wire" Positive and negative life changes after being diagnosed with inflammatory bowel disease 2014, Schweiz	Ziel der Studie war es, die negativen und positiven Veränderungen im Leben von Betroffenen nach der Diagnose CED aufzuzeigen. Studiendesign: Onlineumfrage	378 Teilnehmer*innen, die in Kanada oder den USA lebten, einen akademischen Abschluss hatten und berufstätig waren. Einschlusskriterien: älter als 18 Jahre, vollständig ausgefüllte Onlineumfrage, Diagnose CED, englische Sprachkenntnisse Ausschlusskriterien: unvollständige Datenlage, Reizdarmsyndrom	Ein Onlinefragebogen diente der Datenerhebung. Dieser umfasste sowohl offene Fragen, die das individuelle Erleben beleuchteten und Fragen, die mittels einer fünfstufigen Skala beantwortet wurden. Offene Fragen wurden mittels Grounded-Theory kodiert. Für geschlossene Fragen wurde das Statistikprogramm NVivo herangezogen.	Sowohl positive als auch negative Auswirkungen konnten genannt werden. Manche fühlten sich durch die Erkrankung mental stärker und sicherer im Umgang mit herausfordernden Situationen und dankbarer für schmerzfreie Tage. Betroffenen gelang es durch die Erkrankung ein näheres Verhältnis zu Freunden und Familie aufzubauen. Der Kontakt zu anderen Betroffenen im Rahmen von Selbsthilfegruppen ist wesentlich, um Copingstrategien zu entwickeln. Emotionale Unterstützung sowie die Weitergabe von Informationen tragen dazu bei, die Erkrankung besser unter Kontrolle zu haben.

				CED geht mit vielen Einschränkungen einher (privat und beruflich) dies führt zu sozialer Isolation. Die ungewisse Zukunft löst Angst und Unsicherheit aus. Unverständnis führt zu gesellschaftlicher Stigmatisierung und geringem Selbstwertgefühl.

Autor*in, Titel, Jahr, Land	**Ziel, Studiendesign**	**Sample, Setting, Ein- und Ausschlusskriterien**	**Datenerhebung, Datenauswertung**	**Ergebnisse**
Lawrence Matini, Jane Ogden A qualitative study of patients' experience of living with inflammatory bowel disease: A preliminary focus on the notion of adaption 2015, Großbritannien	Ziel der Studie war es, den Prozess der Anpassung an das Leben mit chronisch entzündlichen Darmerkrankungen zu untersuchen. Deskriptives Forschungsdesign mit qualitativen Forschungsansatz	Proban*innen wurden durch soziale Netzwerke (Twitter) rekrutiert. 22 Teilnehmer*innen, die den festgelegten Einschlusskriterien entsprachen. Einschlusskriterien: über 16 Jahre alt, wohnhaft in Großbritannien, Diagnose MC oder CU vor mehr als 18 Monaten gestellt Ausschlusskriterien: keine eindeutige Diagnose	Semistrukturierte Tiefeninterviews wurden zur Datenerhebung herangezogen. Für die Datenauswertung diente die thematische Inhaltsanalyse nach Braun & Clark (2006).	Die meisten Betroffenen erlebten einen Mangel an Verständnis und Wissen über die Erkrankung. Fehlende familiäre Unterstützung führt zu einem inneren Konflikt. CED hat zahlreiche physische Auswirkungen. Fatigue ist dominierend. Ebenso die Angst vor operativen Eingriffen und die zahlreichen Hospitalisierungen. Sozialer Rückzug, aufgrund der Unsicherheit, wann und ob Symptome auftreten. Die Öffentlichkeit wird gemieden. Freundschaften werden beeinflusst, da sich Betroffene entscheiden müssen, wofür sie ihre Energie nutzen.

				Überforderung führt zu Hilflosigkeit, da Betroffene nicht wissen, wie sie mit einer chronischen Erkrankung umgehen müssen. Copingstrategien müssen entwickelt werden, um zur Normalität zurückkehren zu können.

Autor*in, Titel, Jahr, Land	**Ziel, Studiendesign**	**Sample, Setting, Ein- und Ausschlusskriterien**	**Datenerhebung, Datenauswertung**	**Ergebnisse**
Tiffany H. Taft, Laurie Keefer A systematic review of disease-related stigmatization in patients living with inflammatory bowel disease 2016, Chicago	Ziel der Studie war es, Stigmatisierung im Zusammenhang mit CED zu untersuchen, und Herausforderungen aufzuzeigen, mit denen Betroffene im Umgang mit Stigmatisierung, konfrontiert sind. Systematische Übersichtsarbeit	26 englischsprachige Studien, die meisten davon aus den USA, wurden herangezogen. Einschlusskriterien: publizierte Studien, die sich mit Stigmatisierung von CED-Patient*innen befassten Ausschlusskriterien: nicht publizierte Artikel und Dissertationen	Eine Literaturrecherche in einem Zeitraum von 1985-2015 wurde für die Datenerhebung herangezogen. Verwendete Onlinedatenbanken waren PsychInfo, PubMed und Google Scholar. Studien wurden durch die Verfasser*in der Studie in Bezug auf Relevanz ausgewählt und in drei Themengebiete unterteilt.	Die Mehrheit der Patient*innen geben an, gesellschaftlich stigmatisiert zu werden aufgrund der Tatsache anders zu sein als andere Menschen. Betroffene schämen sich für ihre Erkrankung. Scham ist ein Hinweis für internalisiertes Stigma. Betroffene fühlen sich vom Gesundheitspersonal missverstanden insbesondere dann, wenn Betroffene von Fatigue berichten. Über die Krankheit zu berichten, kann krankheitsbedingten Distress lindern. Internalisiertes Stigma führt zu geringerem Selbstwertgefühl, geringerer Selbstwirksamkeit und Lebensqualität. Es geht einher mit negativen Einstellungen.

				Ursächlich für internalisiertes Stigma ist ein geringerer Bildungsgrad. Das fehlende Wissen über CED führt zu Beschuldigungen.

Autor*in, Titel, Jahr, Land	**Ziel, Studiendesign**	**Sample, Setting, Ein- und Ausschlusskriterien**	**Datenerhebung, Datenauswertung**	**Ergebnisse**
Dennis Owen Frohlich Support often outweighs stigma for people with inflammatory bowel disease 2012, Florida	Ziel war es zu untersuchen, wie CED-Patient*innen gesellschaftliche Stigmatisierung erleben. Phänomenologisches Studiendesign	Teilnehmer*innen wurden über Facebook-Selbsthilfegruppen rekrutiert. 14 Betroffene wurden eingeschlossen. 12 davon aus den USA, eine Person aus Kanada und eine aus Ungarn. Einschlusskriterien: Personen zwischen 20 und 56 Jahre, Diagnose MC oder CU vor mehreren Jahren, freiwillige Teilnahme	Die Daten wurden mittels Tiefeninterviews erhoben. Mithilfe der Transkription der Interviews und anschließender Analyse dieser, konnten die Daten ausgewertet werden.	Die Unsicherheit und das Gefühl anders zu sein, ist ein Grund für Stigmatisierung. Betroffene trauen sich nicht über die Erkrankung zu reden. Wenn sie jedoch darüber reden, erhalten die meisten soziale Unterstützung durch Familie oder Freunde. Folglich kann Stigmatisierung verhindert werden. Die wichtigste emotionale Stütze für Betroffene ist der*die Lebenspartner*in. Betroffene erfahren am häufigsten Stigmatisierung am Arbeitsplatz. Dies führt zu emotionalen Distress und finanziellen Schwierigkeiten. Die meisten Betroffenen fühlen sich missverstanden durch Gesundheitsprofessionen.

Note. eigene Darstellung, 2021

4.2 Synthesen

Im folgenden Kapitel werden die einzelnen Studien miteinander in Verbindung gebracht. Um eine Kernaussage über die Auswirkungen von chronisch entzündlichen Darmerkrankungen auf die Lebensqualität treffen zu können, werden, wie in Kapitel 3.2 beschrieben, die zentralen Inhalte und Ergebnisse der eingeschlossenen Studien durch eine Kategorienbildung verdeutlicht. Darauf basieren die Unterkapitel der Synthesen. Im Rahmen chronisch entzündlicher Darmerkrankungen wird der Fokus auf fünf zentrale Komponenten gelegt: (1) Auswirkungen auf die Lebensqualität, (2) Positive Auswirkungen auf die Lebensqualität durch CED, (3) Negative Auswirkungen auf die Lebensqualität durch CED (4) Auswirkungen auf die Psyche und (5) Stigmatisierung.

4.2.1 Auswirkungen auf die Lebensqualität

Zahlreiche Studien konnten wissenschaftlich belegen, dass chronisch entzündliche Darmerkrankungen die Lebensqualität der Betroffenen stark beeinträchtigen (Purc-Stephenson et al., 2014; Rettke et al., 2013; Sammut, Scerri & Xuereb 2015; Woodward et al., 2016). So gehen unter anderem die Autor*innen Rettke et al. (2013) in ihrer Studie darauf ein, dass sich der Alltag der Betroffenen tagtäglich nach der Schwere der Symptome richtet. Die Lebensqualität der Betroffenen wird auch dahingehend beeinträchtigt, dass sich Patient*innen sozial isolieren. Ursächlich dafür ist in erster Linie die Unsicherheit und Hoffnungslosigkeit, sowie die fehlende gesellschaftliche Unterstützung (Matini & Ogden 2015; Rettke et al., 2013).

Patient*innen fühlen sich mit ihrer Situation und ihrer Erkrankung allein gelassen und fühlen sich überfordert und hilflos (Matini & Ogden, 2015). Durch die ständige Unsicherheit, in der Betroffene leben, müssen Tagesabläufe genauestens geplant werden. Das Vorhandensein von öffentlichen Toilettenanlagen bestimmt darüber, ob und wie lange Betroffene am Tagesgeschehen teilnehmen können (Rettke et al., 2013). Ebenso hat CED Auswirkungen auf den Berufsalltag (Purc-Stephenson et al., 2014). Durch die Erkrankung ändert sich für Betroffene der Begriff der Normalität. Dennoch versuchen diese, ungeachtet aller Einschränkungen, am Leben teilzunehmen (Rettke et al., 2013, p. 113). Trotz verschieden ausgeprägter Symptome, wie Diarrhoe, gastrointestinale Blutungen, Müdigkeit und Schwäche versuchen Betroffene, alle alltäglichen Aufgaben mit höchster Sorgfalt zu erledigen (Rettke et al., 2013).

Die Autor*innen Jäghult, Saboonchi, Johansson, Wredling und Kapraali (2011) gehen in ihrer Studie explizit darauf ein, welche Faktoren die krankheitsbedingte Lebensqualität beeinflussen. So konnten die Verfasser weiter herausfinden, dass die Erkrankung selbst, Morbus Crohn oder Colitis ulcerosa, und die Dauer der Erkrankung ursächlich dafür sind, ob Patient*innen eine hohe oder geringe Lebensqualität aufweisen. Durch ein signifikantes Ergebnis gelang es Jäghult et al. (2011) aufzuzeigen, dass Betroffene, welche die Diagnose erst kürzlich erhielten, eine wesentlich niedrigere Lebensqualität aufweisen als betroffene Patient*innen, die die Diagnose bereits vor mehr als fünf Jahren gestellt bekamen. Auffallend dabei ist, dass Betroffene, die schon länger mit der Erkrankung leben, lernen damit umzugehen und diese besser in ihr Leben integrieren können. Bereits länger Erkrankte empfinden zudem die Krankheit als weniger belastend (Jäghult et al., 2011).

Inwiefern sich chronisch entzündliche Darmerkrankungen auf die Lebensqualität auswirken, untersuchen auch die Autor*innen Sykes, Fletcher und Schneider (2015). Die Studie untersucht dabei den individuellen Umgang mit der Erkrankung bei betroffenen Frauen*. Um die Erkrankung weitestgehend unter Kontrolle zu haben und so die Auswirkungen auf die Lebensqualität möglichst gering zu halten, konnten die Autor*innen herausfinden, dass das Einhalten bestimmter Diätformen sich positiv auf die Lebensqualität auswirkt und mögliche auftretende Symptome gelindert werden können. Wie bereits die Autor*innen Rettke et al. (2013) und Jäghult et al. (2011) in ihren Studien anmerkten, gehen auch die Autor*innen Sykes et al. (2015) darauf ein, dass es von großer Bedeutung ist, Alltagsroutinen beizubehalten, um die Erkrankung besser im Griff zu haben. Dazu gehört unter anderem das Beibehalten von Schlafgewohnheiten, körperliche Aktivitäten sowie soziale Kontakte. Die Mehrzahl der Betroffenen gibt jedoch an, dass soziale Kontakte zunehmend gemieden werden, da sie Angst davor haben, dass Symptome auftreten.

Soziale Interaktionen, wie Freunde treffen oder vereisen, werden allgemein länger im Voraus geplant, wie nachfolgendes Zitat verdeutlicht: „You gotta plan your life around the disease [...] I don't eat, I don't drink" (Sykes et al., 2015, p.2139). Ebenso haben Patient*innen die Möglichkeit Medikamente einnehmen, darunter vor allem entzündungshemmende und immunsupprimierende Medikamente. Da jedoch auch die Therapieoptionen eingeschränkt sind und Medikamente nicht dauerhaft ansprechen, ist in letzter Instanz ein operativer Eingriff indiziert (Sykes et al., 2015). Betroffene beschreiben es als eine Art Unsicherheit, in der sie sich befinden. Darüber hinaus äußern zahlreiche Betroffene ein Gefühl der Hilflosigkeit. Ausgelöst durch das Angewiesen sein auf die Medikamente, um ein möglichst hohes Maß an Wohlbefinden und damit an Lebensqualität zu erreichen: „Somtimes I have to take medication just to make it through the day cuz (Anm: because) you're in so much pain" (Sykes et al., 2015, p. 2139).

Die Autor*innen García-Sanjuán et al. (2018) beschreiben in ihrer Studie die Auswirkungen auf die Lebensqualität aus Sicht der Betroffenen, die an MC erkrankt sind. Teilnehmer*innen dieser qualitativen Studie sagen aus, dass es notwendig ist, zu lernen mit der Erkrankung zu leben, sie in ihr persönliches Leben zu inkludieren und diese als Normalität anzusehen. Folgende zwei Zitate verdeutlichen die Wichtigkeit: „It only hurts sometimes, it doesn't stop me from living a normal life" oder „I have always been very positive, I always just get on with things" (García-Sanjuán et al., 2018, p. 357). Ebenso ausschlaggebend dafür, ein möglichst hohes Maß an Lebensqualität zu gewährleisten, ist die Betreuung durch Gesundheitsprofessionen. Insbesondere die pflegerische sowie ärztliche Betreuung.

Rettke et al. (2013) legen Augenmerk darauf, dass der individuelle Bedarf der Betreuung davon abhängig ist, wie schwer die Symptome ausgeprägt sind. Im Verlauf der Therapie ist besonders die Informationsweitergabe und damit die Miteinbeziehung in den Behandlungsprozess wichtig. Die betroffenen Personen berichten auch davon, dass Kontinuität, Bezugspflege sowie fachliche Kompetenzen der Pflegepersonen im Krankheitsverlauf dazu beitragen, dass ein Gefühl der Sicherheit ausgestrahlt wird. Zudem erlangen die Betroffenen Motivation und Unterstützung wodurch eine professionelle Beziehung aufgebaut werden kann. Ein Betroffener beschreibt es folgend: „Man hat das Gefühl, man ist aufgehoben, es kümmert sich jemand um dich [...]" (Rettke et al., 2013, p. 115).

Im Gegensatz dazu, heben die Autor*innen Wilburn, Twiss, Kemp und McKenna (2017) hervor, dass zahlreiche Betroffene unzufrieden mit der pflegerischen und ärztlichen Betreuung sind. Auch fühlen sich Betroffene, wie es Woodward et al. (2016) beschreiben, missverstanden von Personen aus dem Gesundheitsbereich. Betroffene wünschen sich eine ganzheitlichere, patientenzentriertere Betreuung sowie Kommunikation. Fehlende Kontinuität und ein häufiger Wechsel der betreuenden Pflegepersonen und Ärzt*innen führt zu Unbehagen, wie folgendes Zitat verdeutlicht: „Um I've gone through a succession of changes of doctors for whatever reason. I don't get to see the same doctor... that's very frustrating" (Woodward et al., 2016, p. 655).

4.2.2 Hemmende Auswirkungen auf die Lebensqualität durch CED

Wissenschaftlich konnte bereits durch zahlreiche Studien belegt werden, dass die Lebensqualität von Betroffenen durch CED deutlich eingeschränkt wird (Czuber-Dochan et al., 2012; Matini & Ogden, 2015; Sykes et al., 2015). Diese Ansicht vertreten auch die Autor*innen Purc-Stepheson et al. (2014). 301 Teilnehmer*innen der Studie von Purc-Stephenson et al. (2014) gaben an, dass sich die Erkrankung in zahlreichen Bereichen des täglichen Lebens negativ äußert. 88% der Teilnehmenden vertreten die Ansicht, dass sie sich durch die Erkrankung in ihrer persönlichen Freiheit eingeschränkt fühlen. Darüber hinaus fällt es Betroffenen oftmals schwer über ihre Erkrankung und die damit einhergehenden Symptome zu reden, da nur sehr wenige Personen ausreichend Wissen über chronisch entzündliche Darmerkrankungen haben (Purc-Stephenson et al., 2014). Fehlendes Wissen über die Erkrankung und damit einhergehender Mangel an Verständnis wirken sich daher ebenso negativ auf die Lebensqualität aus. Betroffene schämen sich für ihre Erkrankung und stigmatisieren sich selbst (Taft & Keefer, 2016).

Die Autor*innen Jäghult et al. (2011) konnten herausfinden, dass zudem kürzlich an MC oder CU Erkrankte ein non-adhärentes Verhalten im Umgang mit der Therapie aufweisen. Es kommt dadurch zu häufigen auftretenden Schüben sowie zu einem allgemein schlechteren Verlauf, der CED negativ beeinflusst.

128 Studienproband*innen von einer Gesamtstichprobe von 382 gaben zudem an, dass sie schüchterner sind, ein geringeres Selbstwertgefühl sowie Selbstvertrauen haben und demnach eine negativere Einstellung der Krankheit gegenüber entwickeln (Purc-Stephenson et al., 2014). Die Erkrankung führt zu sozialer Isolation aufgrund fehlender Unterstützung durch die Familie und Freunde. Mit den negativen Auswirkungen chronisch entzündlicher Darmerkrankungen befassen sich auch die Autor*innen Frohlich (2014) und Sammut et al. (2015). So konnten diese herausfinden, dass die meisten Betroffenen Stigmatisierung am Arbeitsplatz erleben. Dies geht mit Arbeitsplatzverlust und finanziellen Schwierigkeiten einher (Frohlich, 2014). Zudem geben Betroffene an zu wenig Motivation sowie Energie zu haben. Folgendes Zitat eines*r Betroffenen verdeutlicht die beruflichen Auswirkungen durch die fehlende Energie: „I stopped for about three months because I was too ill to continue with my work" (Sammut et al., 2015, p. 2664).

4.2.3 Fördernde Auswirkungen auf die Lebensqualität durch CED

Die Autor*innen Purc-Stephenson et al. (2014) zeigen in ihrer Studie ebenso auf, dass CED mit positiven Auswirkungen auf die Lebensqualität einhergeht. 127 Proband*innen merken an, dass sie seit Beginn der Erkrankung ein näheres Verhältnis zu Familie und Freunden haben. Wenn Betroffene über ihre Erkrankung sprechen, zeigen Freunde Unterstützung und Anteilnahme (Purc-Stephenson et al., 2014, p. 1200). Auch das Kennenlernen anderer Betroffener durch die Teilnahme an Selbsthilfegruppen wirken sich positiv auf die Lebensqualität aus, wie nachfolgendes Zitat verdeutlicht: „I feel there are people who understand how difficult it is to cope with IBD (Anm. inflammatory bowel disease)" (Purc-Stephenson et al., 2014, p. 1200). Ebenso das Teilen von Informationen und die emotionale Unterstützung tragen dazu bei, die Erkrankung besser in das Leben zu integrieren. An dieser Stelle merken auch die Autor*innen Matini und Ogden (2015), Byron, Cornally, Burton und Savage (2019) und García-Sanjuán et al. (2018) an, dass der Kontakt zu anderen Betroffenen förderlich ist, um weitestgehend Unterstützung zu erlangen und die Krankheit besser zu akzeptieren.

Darüber hinaus geben 43% von insgesamt 382 Teilnehmer*innen an, dass sie durch die Krankheit resilienter geworden sind und neue Fähigkeiten erlernen konnten. Dadurch fühlen sind Betroffene eher in der Lage, mit krankheitsbedingten Stressoren umzugehen. „[...] This disease made me see life in a different point of view" (Purc-Stephenson et al., 2014, p. 1201). Dieses Zitat hebt klar hervor, dass sich die Lebensqualität auch durch die Wertschätzung des Lebens positiv verändert, insbesondere die Dankbarkeit gegenüber schmerz- und symptomfreien Tagen. Weiters konnten die Autor*innen feststellen, dass sich bei 19 Proband*innen deren spirituellen Gewohnheiten durch die Erkrankung positiv verändert haben. Der Glauben allgemein sowie die Hoffnung auf Besserung, ermöglichen es, dass sich Betroffene mental stärker fühlen und besser mit herausfordernden Situationen umgehen können (Purc-Stephenson et al., 2014).

4.2.4 Auswirkungen auf das psychische Erleben

„Some days are good, some days I get angry, sometimes I get bitter [...]" (Woodward et al., 2016, p. 654). „I hate the colitis, I hate it" (Woodward et al., 2016, p. 654). Diese zwei Zitate zeigen auf, dass chronische entzündliche Darmerkrankungen ebenso mit zahlreichen Auswirkungen auf die Psyche einhergehen. So gehen die Autor*innen Woodward et al. (2014) weiter auf den krankheitsbedingten psychischen Distress ein. Im Rahmen ihrer Studie konnte herausgefunden werden, dass CED mit fünf verschiedenen Arten von Distress einhergehen: emotionaler, gesundheitsbezogener, symptombezogener, behandlungsbezogener sowie interpersoneller Distress.

Emotionaler Distress präsentiert sich durch Gefühle wie Angst, Frustration, Wut und Überforderung. Wut und Frustration korrelieren mit der fehlenden Akzeptanz über die Erkrankung sowie das fehlende Selbstbewusstsein und Selbstvertrauen (Woodward et al., 2016). Dieses Phänomen konnte bereits durch die Autor*innen Purc-Stephenson et al. (2014) und Wilburn et al. (2017) aufgezeigt werden. Zusätzlich tritt bei einer Vielzahl an Betroffenen ein Ekelgefühl auf: „I don't think I will ever change my mind [...] I've got it and it is disgusting" (Woodward et al., 2016, p. 654).

Das Gefühl des Ekels wird auch von den Studienverfasser Wilburn et al. (2017) beschrieben. Diese gehen darauf ein, dass sich Betroffene durch die Erkrankung zunehmend unattraktiv, krank, verletzlich und unhygienisch fühlen. Betroffene vermeiden soziale Aktivitäten, wodurch es wiederum zu sozialer Isolation kommt. Eine weitere Ursache für interpersonellen Distress und damit einhergehende soziale Isolation ist die fehlende Unterstützung der Familie und Freunde und das fehlende Wissen über die Erkrankung, wodurch zahlreiche Betroffene das Gefühl haben gesellschaftlich stigmatisiert zu werden: „Due to not attending functions I have lost touch with friends. I feel very isolated" (Woodward et al., 2016, p. 655).

Angst steht bei den meisten Betroffenen im Zusammenhang mit einem Krankheitsschub, sozialer Isolation, fehlender Unterstützung, Stigmatisierung und Operationen. Ebenso die Angst vor Nebenwirkungen durch die Einnahme zahlreicher Medikamente, die Angst vor einer möglichen Stuhlinkontinenz und dem Verlust der Autonomie (Kemp et al., 2012; Wilburn et al., 2017). Damit einher geht die Überforderung und Hilflosigkeit nicht zu wissen, wie mit einer unheilbaren, chronischen Erkrankung umgegangen wird (Matini & Ogden, 2015).

Auch dem symptombezogenen Distress wird das Gefühl der Angst untergeordnet. Um mit der Angst umgehen zu können, müssen eigene Bewältigungsstrategien dafür entwickelt werden (Kemp et al., 2012). Die Autor*innen Matini und Ogden (2015) beziehen sich in ihrer Studie darauf, dass Betroffene im Laufe ihrer Erkrankung Copingstrategien entwickeln müssen, um die Krankheit besser in ihr soziales Leben zu inkludieren. Um ein optimales Symptommanagement zu erreichen, ist auch für Byron et al. (2019) die Entwicklung von Bewältigungsstrategien wesentlich. Ebenso sprechen die Autor*innen auch den Kontakt zu anderen Betroffenen an, der förderlich ist, um weitestgehend Unterstützung zu erhalten.

Eine zusätzliche Auswirkung sowohl auf die Psyche als auch auf die Lebensqualität hat Fatigue. Teilnehmer*innen der qualitativen Studie von Czuber-Dochan et al. (2012) beschreiben Fatigue als ein anhaltendes Gefühl der Erschöpfung wodurch sich Betroffene verletzlich sowie motivationslos fühlen: „It's not just the tiredness, it's this feeling of not being able to bother with anything... just losing interest" (Czuber-Dochan et al., 2012, p. 1991). Um mit Fatigue besser umgehen zu können, wird darüber hinaus von Betroffenen angemerkt, dass sie versuchen für sich selbst mögliche Ursachen herauszufinden. Dazu zählt Stress, die Einnahme zahlreicher Medikamente, strenge Diäten und schwer ausgeprägte Symptome (Czuber-Dochan et al., 2012).

Ebenso spielen Copingstrategien eine wesentliche Rolle dabei, wie Betroffene mit Fatigue umgehen und das Syndrom in ihren Lebensalltag inkludieren. Wichtig dabei ist, dass Fatigue das Leben nicht bestimmen darf. Soziale Aktivitäten müssen dennoch durchgeführt werden. Fatigue darf den Alltag nicht bestimmen. Nachfolgendes Zitat veranschaulicht die Notwendigkeit der Normalität in Bezug auf emotionalen Distress und Selbstwertgefühl: „Going to work and trying to be normal, is very important to keep my self-esteem going" (Czuber-Dochan et al., 2012, p. 1992).

Fatigue geht darüber hinaus mit Veränderungen des Schlafmusters einher. Die Autoren Sykes et al. (2015) merken in ihrer Studie an, dass die Mehrheit der Betroffenen an Schlafstörungen leidet, da sie darüber gestresst sind, dass jederzeit Symptome auftreten könnten: *„I have fatigue because I keep myself awake at night, because I don't want to have accidents in bed. I also have fatigue because I'm up and down (to the toilet) about ten to fifteen times at night. I have fatigue during the day because of the strain of trying to get to a toilet on time*" (Czuber-Dochan et al., 2012, p. 1991).

Fatigue geht ebenso mit Auswirkungen auf das soziale Leben und den Beruf einher. So beschreiben einige Betroffene, dass Unterstützung von Seiten der Familie und Freunde benötigt wird, um besser damit umzugehen. Nach wie vor wird Fatigue im Rahmen der CED wenig Achtung geschenkt, weshalb das Wissen darüber sehr gering ist und dahingehend das Wissen also unbedingt erweitert werden muss (Czuber-Dochan et al., 2012).

4.2.5 Erleben von Stigmatisierung

Nach wie vor spielt das fehlende Wissen über die Erkrankung CED eine entscheidende Rolle im Krankheitsprozess der Betroffenen, wie Frohlich (2014) in seiner Studie herausfinden konnte. Frohlich (2014) befasst sich damit, wie betroffene Patient*innen gesellschaftliche Stigmatisierung erleben. Hauptursache für Stigmatisierung ist in erster Linie die ständige Unsicherheit, in der Betroffene leben, sowie das Gefühl anders zu sein, da die Erkrankung äußerlich nicht sichtbar ist. Darüber hinaus gibt es die fehlende Unterstützung durch Familienmitglieder oder Freunde, was folglich bei zahlreichen Betroffenen zu Frustration und Ärger führt (Frohlich 2014; Kemp et al., 2012). „My sister says I'm blowing this up...it's an act... I'm trying to get attention", wie es die Autor*innen Kemp et al. (2012) ausdrücken. Des Weiteren merkt Frohlich (2014) an, dass sich Betroffene nicht trauen, über ihre Erkrankung zu sprechen, da sie Angst vor den Reaktionen der anderen haben.

Dieser Aspekt konnte bereits durch die Autor*innen Wilburn et al. (2017) und Sammut et al. (2015) identifiziert werden. Ebenso kam Frohlich (2014), wie bereits Woodward et al. (2016) und Czuber-Dochan et al. (2012) zu dem Schluss, dass sich Betroffene meist missverstanden fühlen durch Gesundheitsprofessionist*innen. Ursächlich dafür ist in erster Linie die fehlende Akzeptanz und Unterstützung, die den Betroffenen entgegengebracht wird. Frohlich (2014) gelang es herauszufinden, dass sich das Reden über CED und das Miteinbeziehen von Familie und Freunden in den Krankheitsprozess sehr förderlich ist, denn dadurch erlangen die meisten Betroffenen Unterstützung, wodurch gesellschaftliche Stigmatisierung minimiert und sogar vermieden werden kann. Die wichtigste Stütze, um die Diagnose und Krankheit mental und emotional zu verarbeiten, ist, nach Angaben zahlreicher Betroffener der Kontakt zu dem*der Lebenspartner*in (Frohlich, 2014).

Ebenso befassen sich die Autor*innen Taft und Keefer (2016) mit gesellschaftlicher Stigmatisierung und erforschen dabei explizit die Herausforderungen mit denen Betroffene umgehen müssen. Wie bereits Frohlich (2014) und Kemp et al. (2012) anmerkten, kommen auch Taft und Keefer (2016) zu dem Schluss, dass Betroffene vor allem aufgrund der Tatsache stigmatisiert werden, da sie das Gefühl haben, anders zu sein.

Betroffene schämen sich zudem für ihre Erkrankung. Scham führt infolgedessen zu internalisiertem Stigma. Internalisiertes Stigma, auch als Selbststigmatisierung bezeichnet, geht allgemein mit einer negativen Einstellung der Krankheit einher und führt damit zu einem geringeren Selbstwertgefühl und Selbstwirksamkeit und damit zu einer geringeren Lebensqualität. Allgemein ließ sich bestätigen, dass vor allem die persönliche Stigmatisierung, gegen die eigene Person, die Hauptursache dafür ist, dass Betroffene das Gefühl haben, gesellschaftlich stigmatisiert zu werden (Taft & Keefer, 2016).

4.3 Zusammenfassung der Ergebnisse

Zusammenfassend lässt sich sagen, dass die 14 in die Arbeit eingeschlossenen Studien die Auswirkungen von chronisch entzündlichen Darmerkrankungen auf die Lebensqualität verdeutlichen. Es geht hervor, dass die Lebensqualität der Betroffenen in zahlreichen Bereichen des täglichen Lebens deutlich beeinflusst wird. In erster Linie wird das Privatleben der Betroffenen beeinflusst. Demnach haben CED Auswirkungen auf Freundschaften, Partnerschaften und Beruf. Damit einher gehen finanzielle Schwierigkeiten, da es häufig zu Arbeitsplatzverlusten kommt, wie es Frohlich (2014) und Sammut et al. (2015) beschreiben.

Zudem meiden die meisten Patient*innen soziale Aktivitäten, da sie Angst davor haben, dass Symptome auftreten. Der Alltag wird durch die Symptome bestimmt und dadurch deutlich eingeschränkt. Für die Betroffenen ändert sich der Begriff der Normalität, da sie kein anderes Leben mehr kennen als eines mit Morbus Crohn oder Colitis ulcerosa (Rettke et al., 2013). Diese Ansicht vertreten auch zahlreiche andere Studienautor*innen.

Dennoch ist anzumerken, dass chronisch entzündliche Darmerkrankungen nicht nur mit negativen Auswirkungen auf die Lebensqualität, wie beispielsweise Einschränkungen in der persönlichen Freiheit und sozialer Isolation, einhergehen sondern auch mit positiven. Purc-Stephenson et al. (2014) beschreibt, dass sich Betroffene durch die Erkrankung mental stärker fühlen und mit Herausforderungen des täglichen Lebens besser umgehen können. Ebenso wird der Kontakt zu anderen Betroffenen, im Rahmen von Selbsthilfegruppen, als positiv erachtet, da somit Erfahrungen und emotionale Anteilnahme entgegengebracht werden können. Der Begriff der Unterstützung durch Familie und Freunde wird in allen Studien aufgegriffen. Betroffene geben an, zu wenig Unterstützung durch ihre Familie und Freunde zu bekommen.

Ebenso nimmt Angst einen zentralen Stellenwert im Leben der Betroffenen ein und beeinflusst damit auch die Lebensqualität. Mit der Angst einher geht die Unsicherheit, in der Betroffene leben. Zahlreiche Betroffene leiden darüber hinaus an Fatigue, das sowohl Auswirkungen auf die Psyche als auch auf die Lebensqualität hat (Czuber-Dochan et al., 2012).

Mit CED einher geht die Unzufriedenheit mit den pflegerischen sowie ärztlichen Gesundheitsprofessionist*innen. Ausschlaggebend dafür ist die fehlende Akzeptanz und Kontinuität in der Betreuung. Den größten gesellschaftlichen Stellenwert nimmt die Stigmatisierung der Betroffenen ein. Durch das fehlende Wissen rund um die Erkrankung werden Betroffene häufig stigmatisiert.

5 Diskussion

Die für die zu verfassende systematische Literaturarbeit festgelegten Forschungsfragen „Welche Auswirkungen haben chronisch entzündliche Darmerkrankungen auf die Lebensqualität von Betroffenen?" und „Erleben Betroffene eine mögliche Stigmatisierung?" können mithilfe der 14 eingeschlossenen Studien beantwortet werden. Um die Bedeutung der Stigmatisierung und das Erleben der Betroffenen grundlegend zu beurteilen ist das gesellschaftliche und allumfassende Wissen über die Erkrankungen, insbesondere Morbus Crohn und Colitis ulcerosa, notwendig. Vor allem das fehlende Wissen über CED führt zu gesellschaftlicher Stigmatisierung und damit zu fehlendem Verständnis (Frohlich, 2014; Kemp et al., 2012; Matini & Ogden, 2015; Purc-Stephenson et al., 2014).

Betroffene erleben Stigmatisierung als ein Gefühl des Ärgers und der Frustration. Insbesondere das Gefühl anders zu sein, und dadurch anders behandelt zu werden. Dadurch kommt es oft zu beruflichen sowie finanziellen Schwierigkeiten bei den Betroffenen, da die meisten Betroffenen Stigmatisierung am Arbeitsplatz erleben, wie es die Autor*innen Frohlich (2014), Kemp et al. (2012) und Sammut et al. (2015) herausfinden konnten. Betroffene trauen sich nicht über ihre Erkrankung zu sprechen, da sich dafür schämen, wie es die Autor*innen Czuber-Dochan et al. 2012 anmerken. Scham führt infolgedessen zu geringem Selbstvertrauen und Selbstwertgefühl. Auch ist Scham die Ursache für internalisiertes Stigma (Taft & Keefer, 2016).

An dieser Stelle merkt Frohlich (2014) jedoch an, dass es förderlich ist über die Erkrankung zu sprechen, denn dadurch überwiegt die Unterstützung durch Freunde und Angehörige in vielen Fällen die krankheitsbedingte und gesellschaftliche Stigmatisierung. Die Auswirkungen auf die Lebensqualität sind allumfassend. In erster Linie wird vor allem das private Leben deutlich beeinflusst. Es kommt zu sozialer Isolation. Um die Erkrankung optimal in das Leben der Betroffenen zu inkludieren und eine dementsprechende Normalität für sich zu definieren, beschreiben einige Autor*innen, dass es von großer Bedeutung ist Bewältigungsstrategien zu entwickeln und diese einzusetzen (Byron et al., 2019; Jäghult et al., 2011; Matini & Ogden, 2015; Rettke et al., 2013; Sykes et al., 2015).

Den überwiegend negativen Auswirkungen auf die Lebensqualität widersprechen die Autor*innen Purc-Stephenson et al. (2014), die anmerken, dass MC und CU auch mit positiven Auswirkungen einhergehen. Denn Betroffene fühlen sich mental stärker. Stigmatisierung ist dabei kein Bestandteil. Kritisch dabei anzumerken ist jedoch, dass es sich bei der Studienkohorte überwiegend um berufstätige Akademiker*innen handelte, weshalb nur begrenzt ein Zusammenhang auf den allgemeinen sozioökonomischen Status sowie Auswirkungen gemacht werden kann. Betroffene berichten positiv über die Unterstützung andere. Diese Ansicht lässt sich jedoch nicht in den Studien von Wilburn et al. (2017) und Kemp et al. (2012) widerspiegeln, denn diese vertreten die Meinung, dass fehlende Unterstützung durch Freunde oder Familie vor allem auf das fehlende Wissen über die Erkrankung und damit auf das fehlende Verständnis zurückzuführen ist. Lediglich in dem Punkt, gegenseitige Unterstützung im Rahmen von Selbsthilfegruppen, stimmen die Autor*innen überein.

Um eine Vertrauensbeziehung zu Gesundheitsprofessionist*innen aufzubauen ist die Kontinuität in der Betreuung wesentlich. Rettke et al. (2013) und Woodward et al. (2016) vertreten die Meinung und merken an, dass sich ein ständiger Personalwechsel negativ auf den Krankheitsprozess auswirken würde und zu Unbehagen bei den betroffenen Patient*innen führt. Zahlreiche Betroffene fühlen sich durch Gesundheitsprofessionist*innen missverstanden (Czuber-Dochan et al., 2012; Woodward et al., 2016). Taft und Keefer (2016) merken an dieser Stelle jedoch an, dass das Gefühl des Missverstanden fühlen hauptsächlich dann zutrifft, wenn Betroffene unter Fatigue leiden. In dieser Hinsicht merken Czuber-Dochan et al. (2012) an, dass es notwendig ist, die CED-Nurse weitestgehend in die Praxis zu implementieren, denn dadurch kann die Lebensqualität bei chronisch entzündlichen Darmerkrankungen deutlich verbessert werden.

Auf die Notwendigkeit der Profession der Gesundheits- und Krankenpflege gehen auch die Autor*innen Jäghult et al. (2011) ein. Diese heben hervor, dass kürzlich Erkrankte besonders viel Unterstützung sowie Beratung und Schulungen benötigen, um die Krankheit besser in ihr Leben zu integrieren. Die individuell abgestimmten Beratungsinhalte sollten bereits am Anfang der Erkrankung verdeutlicht werden. Diese Meinung vertreten auch die Verfasser*innen Woodward et al. (2016), da die Lebensqualität dahingehend positiv beeinflusst wird.

5.1 Limitationen

Diese systematische Literaturarbeit wurde unter Berücksichtigung der Beurteilungskriterien nach Brandenburg, Panfil und Mayer (2007) verfasst. Zahlreiche, der in die Bachelorarbeit miteingeschlossenen Studien, wurden in den Ländern Großbritannien, Schweden, Spanien, Schweiz, und den USA publiziert. Da zudem in einigen Ländern, in denen zahlreiche herangezogenen Studien durchgeführt wurden, besteht ein differenziertes Gesundheitssystem und kann daher nicht auf das Österreichische adaptiert werden. Es wurden dadurch länderspezifische Studien ausgeschlossen, um ein Gesamtbild über die Auswirkungen auf die Lebensqualität und auf das Erleben von Stigmatisierung zu schaffen und keine spezifizierten Aussagen zu treffen. Es konnten einige Publikationen im Laufe der Literaturrecherche identifiziert werden, jedoch lag das Erscheinungsjahr von vielen Publikationen meist vor 2011, weshalb einige für die Bachelorarbeit wichtig erscheinenden Studien ausgeschlossen werden mussten.

Darüber hinaus waren einige Studien nicht als Volltext verfügbar, oder nur gegen Bezahlung zugänglich, wodurch die systematische Literaturarbeit weiter eingeschränkt werden musste und dies die Literaturrecherche deutlich erschwerte. Ebenso kritisch anzumerken ist, dass die pflegerischen Aspekte in zahlreichen Publikationen kaum berücksichtigt wurden, sondern insbesondere ein Schwerpunkt auf die Medizin und Psychologie gelegt wurde, weshalb dahingehend ebenso einige Forschungsarbeiten ausgeschlossen werden mussten.

Ebenso wurde in der systematischen Literaturarbeit besonderes Augenmerk auf Erwachsene gelegt. Kinder und junge Erwachsene konnten nicht berücksichtigt werden, da dies den Rahmen der vorgelegten Bachelorarbeit weit überschritten hätte. Aus demselben Grund mussten auch die pflegerischen Interventionen, die allumfassend sind, in den Hintergrund gerückt werden und konnten nicht näher beleuchtet werden, daher wurde von der Verfasserin der Schwerpunkt auf die Lebensqualität, das persönliche Erleben und die gesellschaftliche Stigmatisierung gelegt.

5.2 Schlussfolgerung und Ausblick

Zusammenfassend lässt sich sagen, dass chronisch entzündliche Darmerkrankungen deutliche Auswirkungen auf die Lebensqualität haben. Insbesondere wird das Sozial- und Privatleben der Betroffenen beeinflusst. Das Gefühl der Angst ist bei Betroffenen allgegenwärtig. Demnach haben sie Angst davor ihre Autonomie und die Kontrolle über ihr Leben zu verlieren. Zahlreiche Betroffene haben Angst vor dem plötzlichen Auftreten von Symptomen, weshalb sie einer ständigen Unsicherheit leben. Soziale Aktivitäten werden gemieden. Es kommt zu einer sozialen Isolation. Freundschaften können nicht aufgebaut werden. Betroffene fühlen sich unzufrieden mit ihrem Leben. Sie können die Erkrankung nicht akzeptieren, das Leben der Betroffenen wird von der Erkrankung dominiert.

Grundlage für die Akzeptanz der Erkrankung ist eine allumfassende Beratung und Schulung der Betroffenen durch eine darauf spezialisierte Pflegeperson, meist einer CED-Nurse. Betroffene fühlen sich nicht in der Lage mit anderen Personen über ihre Erkrankung zu sprechen. Die fehlende Unterstützung, meist durch Freunde oder der Familie selbst löst Unwohlsein aus und ist zurückführbar auf das fehlende Wissen der Gesellschaft über die Erkrankung. Dies führt zu gesellschaftlicher Stigmatisierung.

Ausschlaggebend dafür, ob und wie Betroffene Stigmatisierung erleben, ist, inwiefern die Erkrankung als ein Bestandteil des Lebens erachtet, wie damit umgegangen wird und welches Wissen es darüber gibt. Es konnte jedoch auch herausgefunden werden, dass Stigmatisierung minimiert werden kann, wenn Betroffene sich trauen über die Erkrankung zu sprechen. Internalisiertes Stigma ist ausschlaggebend dafür, wie Betroffene gesellschaftliche Stigmatisierung erleben. Die Lebensqualität wird auch dahingehend beeinflusst, dass sich Betroffene missverstanden fühlen von Gesundheits- und Krankenpflegepersonen und Ärzt*innen.

Allgemein festzuhalten ist, dass die Auswirkungen auf die Lebensqualität meist negativ sind. Ursächlich dafür ist neben körperlichen Symptomen in erster Linie die gesellschaftliche Stigmatisierung, die mit fehlender Unterstützung und fehlendem Wissen über die Erkrankung einhergeht.

Bezugnehmend auf die Praxis, sollten vermehrt Fort- und Weiterbildungen zu chronisch entzündlichen Darmerkrankungen angeboten werden, um das Wissen zu erweitern. Zusätzlich wäre es notwendig, die Ausbildung der CED-Nurse, die sich explizit auf die pflegerischen Schwerpunkte bei chronisch entzündlichen Darmerkrankungen spezialisiert, vermehrt in die Praxis zu implementieren und die Bedeutung derer deutlich hervorzuheben, auch im Rahmen der akademisierten Ausbildung der Gesundheits- und Krankenpflege. Es ist dabei anzumerken, dass es länderspezifische Unterschiede in der Ausbildung zu einer CED-Nurse gibt. In Österreich wäre eine Verankerung der CED-Nurse in § 65 des Gesundheits- und Krankenpflegegesetzes eine Möglichkeit, um die Bedeutung dieser hervorzuheben. Mittels quantitativer Forschungsansätze wäre es notwendig allgemein die Rolle der Gesundheits- und Krankenpflege hervorzuheben, um die Aufmerksamkeit zu CED zu schärfen.

Aufgabe der CED-Nurse muss sein, die Akzeptanz über die Erkrankung bei den Betroffenen selbst zu stärken und so internalisiertem Stigma entgegenzuwirken. Unterstützungsangebote, wie Selbsthilfegruppen müssen deutlich ausgebaut werden. Es bedarf vermehrter öffentlicher Aufklärungsarbeit, um das Wissen der Gesellschaft über chronisch entzündliche Darmerkrankungen zu erweitern, und um Stigmatisierung zu verhindern. Zum Thema Stigmatisierung konnten überwiegend quantitative Studien sowie systematische Übersichtsarbeiten identifiziert werden. Weitere Forschung muss in Hinblick auf die individuelle Sicht der Betroffenen aufgegriffen werden.

Ebenso ist ein Zusammenhang zwischen Erkrankungen des Gastrointestinaltraktes und dem psychischen Erleben weitestgehend ungeklärt. Es wäre wichtig, Zusammenhänge darzustellen und mittels Mixed-Methods Studien eine Korrelation mit dem persönlichen Erleben zu schaffen.

Zukünftig bedarf es zudem Forschungen, die hervorheben, welche Auswirkungen die COVID-19 Pandemie auf die Lebensqualität von Betroffenen hat.

Literaturverzeichnis

Austerer, A., & Radinger, O. (2018). *Leben mit chronischer Krankheit. Ein Lehrbuch für Gesundheitsberufe.* Wien: Facultas.

Bonita, R., Beaglehole, R., Kjellström, T., & Beifuss, K. (2013). *Einführung in die Epidemiologie.* Bern: Hans Huber.

Brüning, A., & Homann, N. (2018). Magen-Darm-Trakt. In J. Braun, D. Müller-Wieland, H. Renz-Polster, & S. Krautzig, *Basislehrbuch Innere Medizin.* München: Elsevier, Urban & Fischer.

Brandenburg, H., Panfil, E.-M., & Mayer, H. (2007). *Pflegewissenschaft 2. Lehr- und Arbeitsbuch zur Einführung in die Pflegeforschung.* Bern: Hans Huber.

Byron, C., Cornally, N., Burton, A., & Savage, E. (2019). Challenges of living with and managing inflammatory bowel disease: A meta-sythesis of patients' experience. *Journal of Clinical Nursing, 29*(6), 305-319. doi: 10.1111/jocn.15080.

Czuber-Dochan, W., Dibley, L. B., Ream, E., & Norton, C. (2012). The experience of fatigue in people with inflammatory bowel disease: an exploratory study. *Journal of Advanced Nursing, 69*(9), 1987-1999. doi: 10.1111/jan.12060.

Franzkowiak, P., & Franke, A. (2018). Stress und Stressbewältigung. *Bundeszentrale für gesundheitliche Aufklärung, 7*(1), Abs.2. doi: 10.17623/BZGA:224-i118-2.0.

Frohlich, D. O. (2014). Support often outweighs stigma for people with inflammatory bowel disease. *Gastroenterology Nursing, 37*(2), 126-136. doi: 10.1097/SGA.0000000000000030.

García-Sanjuán, S., Lillo-Crespo, M., Richart-Martínez, M., & Sanjuán Quiles, Á. (2018). Understanding life experiences of people affected by Crohn's disease in Spain. A phenomenological approach. *Scandinavian Journal of Caring Sciences, 32*(1), 354-362. doi: 10.1111/scs.12469.

Häuser, W. (2010). Chronisch entzündliche Darmerkrankungen: Krankheitsursachen im Wandel. *Bauchredner, 4*, 10-14. URL: https://www.dccv.de/index.php?eID=dumpFile&t=f&f=3294&token=afe7dedc9d888044c4333dadcc199e784c74b081.

Herdman, T. H., & Kamitsuru, S. (2019). Fatigue. In T. H. Herdman, & S. Kamitsuru, *NANDA Pflegediagnosen: Definitionen und Klassifikationen 2018-2020.* Kassel: RECOM GmbH.

Jäghult, S., Saboonchi, F., Johansson, U.-B., Wredling, R., & Kapraali, M. (2011). Identifying predictors of low health-related quality of life among patients with inflammatory bowel disease: comparison between Crohn's disease and ulcerative colitis with disease duration. *Journal of Clinical Nursing, 20*(11-12), 1578-1587. doi: 10.1111/j.1365-2702.2010.03614.x.

Kaluza, G. (2014). Stress und Stressbewältigung. *Erfahrungsheilkunde, 63*, 261-266. doi: 10.1055/s-0033-1357714.

Kemp, K., Griffiths, J., & Lovell, K. (2012). Understandig the health and social care needs of people living with IBD: A meta-synthesis of the evidence. *World Journal of Gastroenterology, 18*(43), 6240-6249. doi: 10.3748/wjg.v18.i43.6240.

Kucharzik, T. (2015). Chronisch entzündliche Darmerkrankungen. In U. Gerlach, H. Wagner, W. Wirth, U. Gerlach, H. Wagner, & W. Wirth (Hrsg.), *Innere Medizin für Pflegeberufe.* Stuttgart: Thieme.

Matini, L., & Ogden, J. (2016). A qualitative study of patients' experience of living with inflammatory bowel disease: A preliminary focus on the notion of adaption. *Journal of Health Psychology, 21*(11), 1-10. doi: 10.1177/1359105315580463.

Ng, S., Shi, H., Hamidi, N., Underwood, F., Tang, W., Benchimol, E., . . . Kaplan, G. (2017). Worldwide incidence and prevalence of inflammatory bowel disease in the 21st century: a systematic review of population-based studies. *The Lancet, 390*(10114), 2769-2778. doi: 10.1016/S0140-6736(17)32448-0.

Purc-Stephenson, R., Bowlby, D., & Qaqish, S. T. (2014). "A gift wrapped in barbed wire" Positive and negative life changes after being diagnosed with inflammatory bowel disease. *Quality of Life Research, 24*(5), 1197-1205. doi: 10.1007/s11136-014-0843-0.

Rettke, H., Staudacher, D., Schmid-Büchi, S., Habermann, I., Spirig, R., & Rogler, G. (2013). Chronisch entzündliche Darmerkrankungen: Erleben von Krankheit, Therapie und Betreuung. *Pflege, 26*(2), 109-118. doi: 10.1024/1012-5302/a000275.

Sammut, J., Scerri, J., & Xuereb, R. B. (2015). The lived experience of adults with ulcerative colitis. *Journal of Clinical Nursing, 24*, 2659-2667. doi: 10.1111/jocn.12892.

Saylor, C., & Yoder, M. (2002). Stigma. In I. Lupkin, *Chronisch Kranksein: Implikationen und Interventionen für Pflege- und Gesundheitsberufe.* Bern: Hans Huber.

Schiergens, T. (2019). *BASICS Chirurgie.* München: Urban & Fischer, Elsevier.

Seidl, E., & Walter, I. (2005). *Chronisch kranke Menschen in ihrem Alltag. Das Modell von Mieke Grypdonck, bezogen auf PatientInnen nach Nierentransplantation.* Wien: Verlag Wilhelm Maudrich.

Sykes, D. N., Fletcher, P. C., & Schneider, M. A. (2015). Balancing my disease: women's perspectives of living with inflammatory bowel disease. *Journal of Clinical Nursing, 24*(15-16), 2133-2142. doi: 10.1111/jocn.12785.

Taft, T. H., & Keefer, L. (2016). A systematic review of disease-related stigmatization in patients living with inflammatory bowel disease. *Clinical and Experimental Gastroenterology, 6*(9), 49-58. doi: 10.2147/CEG.S83533.

WHO. (2012, March 14). *WHOQOL: Measuring Quality of Life*. Retrieved from: https://www.who.int/tools/whoqol#:~:text=WHO%20defines%20Quality%20of%20Life,%2C%20expectations%2C%20standards%20and%20concerns.

Wilburn, J., Twiss, J., Kemp, K., & McKenna, S. P. (2017). A qualitative study of the impact of Crohn's disease from a patient's perspective. *Frontline Gastroenterology, 8*(1), 68-73. doi: 10.1136/flgastro-2015-100678.

Woodward, S., Dibley, L., Combes, S., Bellamy, A., Clark, C., Czuber-Dochan, W., . . . Norton, C. (2016). Identifying disease-specific distress in patients with inflammatory bowel disease. *British Journal of Nursing, 25*(12), 649-660. doi: 10.12968/bjon.2016.25.12.649.

Tabellenverzeichnis

Abbildungsverzeichnis

Anhang 1

Tabelle 4: *Suchprotokoll*

Onlinedatenbanken	Sucheingabe	Treffer	Relevante Treffer
PubMed	Inflammatory bowel disease	20	3
CINAHL	Inflammatory bowel disease AND experience	506	32
CINAHL	Inflammatorx bowel disease AND patient experience	143	8
CINAHL	Inflammatory bowel disease AND nursing	50	3
CINAHL	Inflammatory bowel disease AND impacts AND patient	682	6
Hogrefe Pflege	Chronisch entzündliche Darmerkrankungen	20	1
CINAHL	Inflammatory bowel disease AND experience AND patient	399	10
CINAHL	Inflammatory bowel disease AND nursing AND patient	291	7
PubMed	Inflammatory bowel diseaase AND quality of life	1106	24
CINAHL	Inflammatory bowel disease AND social support	72	13
CINAHL	Inflammatory bowel disease AND feelings OR experience	206	3
CINAHL	Inflammatory bowel disease AND perspective	200	6
PubMed	Inflammatory bowel disease AND stigmatization	6	3
PubMed	Morbus Crohn OR Colitis ulcerosa AND fatigue	111	7
PubMed	Inflammatory bowel disease AND patient experiences	540	3
CINAHL	Inflammatory bowel disease AND depression OR anxiety AND quality of life	135	19

Anhang 2

Tabelle 5: *Beurteilungsinstrument nach Brandenburg, Panfil und Mayer (2007)*

Beurteilen des weiteren Kontextes	In welcher Zeitschrift wurde die Publikation veröffentlicht? Wer ist der*die Herausgeber*in beziehungsweise wer sind die Herausgeber*innen? Welche Inhalte umfasst die Zeitschrift? Gibt es ein Editorial Board? Für welche Zielgruppe ist die Zeitschrift? Ist es ein peer-reviewter Artikel?	
Entspricht der Aufbau der Studie dem EMED-Format		
Design	Was ist die Forschungsfrage? Sind die Forschungsfragen klar formuliert?	
Literaturanalyse	Welche Literatur wurde genutzt (Alter, Relevanz)? Wie wurde die Literatur gesucht? Wie aktuell ist die verwendete Literatur?	
Stichprobe	Welche Art der Stichprobe wurde gezogen? Sind Ein- und Ausschlusskriterien genannt worden? Wie wurden die Teilnehmer*innen rekrutiert?	
Methoden zur Datenerhebung	Welche Methoden wurden eingesetzt?	

	Welche Variablen/ Phänomene wurden erhoben und wie wurden diese erhoben?	
Ethik	Wurden die grundlegenden Aspekte der Ethik beachtet?	
Ergebnisse	Ist die Stichprobe ausreichend beschrieben worden? War die Stichprobe ausreichend groß, um zu aussagekräftigen Ergebnissen zu kommen? Sind die wichtigsten Ergebnisse adäquat und nachvollziehbar beschreiben worden? Für welche Personen kann eine gültige Aussage gemacht werden?	
Diskussion	Wurden die Ergebnisse auf Basis der Fragestellung interpretiert? Können Sie die Schlussfolgerungen nachvoll-ziehen?	
Übertragbarkeit	Welche Empfehlungen für Forschung und Praxis haben die- Autor*innen genannt? Können Sie die Empfehlungen nachvollziehen? In welche pflegerischen Situationen und auf welche Gruppen übertragen Sie die Ergebnisse (Pflegepraxis, -pädagogik, -management)?	

Note. eigene Darstellung, 2021

FSC
www.fsc.org
MIX
Papier | Fördert gute Waldnutzung
FSC® C083411

Kolibri 360 GmbH
Ferdinand-Jühlke-Straße 7
99095 Erfurt, Deutschland
produktsicherheit@kolibri360.de

Druck:
CPI Druckdienstleistungen GmbH
im Auftrag der
Kolibri 360 GmbH
Ferdinand-Jühlke-Str. 7
99095 Erfurt